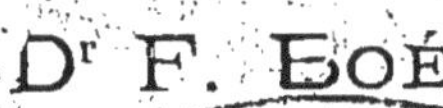

D^r F. Boé

# MANUEL DE MÉDECINE SOCIALE

PRINCIPALEMENT A L'USAGE DES MÉDECINS INDÉPENDANTS ET DE CEUX QUI VEULENT LE REDEVENIR

« Il faut dire aux hommes de parti : Cessez d'accuser nos rivaux du mal qu'à votre insu, vous commettez avec eux ; instruisez-vous, afin de vous corriger dans l'avenir par la réflexion, et en ce qui touche le passé, prononcez vous-même le *meâ culpâ*. »

F. Le Play.

« J'aime bien une Constitution qui se soutienne toute seule et qu'il ne faille pas toujours défendre et toujours conserver. »

de Bonald.

Prix : **un** Fr.

PARIS

HENRY OLLIER, LIBRAIRE-ÉDITEUR

11-13, RUE DE L'ÉCOLE-DE-MÉDECINE

—

1899

# MANUEL

# DE MÉDECINE SOCIALE

Dr F. Boé

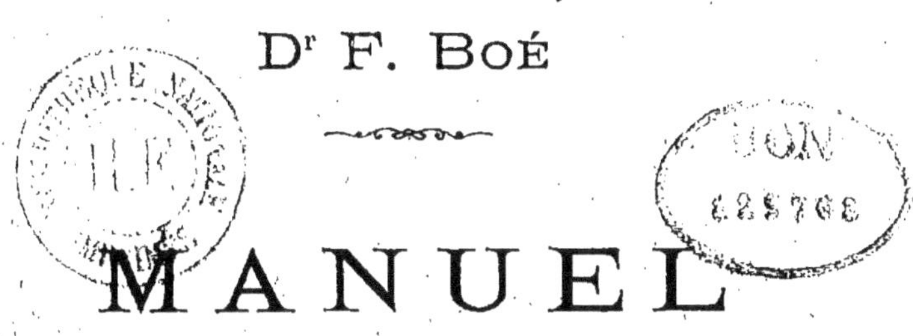

# MANUEL
DE
# MÉDECINE SOCIALE

PRINCIPALEMENT A L'USAGE DES MÉDECINS INDÉPENDANTS
ET DE CEUX QUI VEULENT LE REDEVENIR

« Il faut dire aux hommes de parti : Cessez d'accuser nos rivaux du mal qu'à votre insu, vous commettez avec eux ; instruisez-vous, afin de vous corriger dans l'avenir par la réflexion, et en ce qui touche le passé, prononcez vous-même le *meâ culpâ.* »

F. Le Play.

« J'aime bien une Constitution qui se soutienne toute seule et qu'il ne faille pas toujours défendre et toujours conserver. »

de Bonald.

Prix : **un** Fr.

PARIS
HENRY OLLIER, LIBRAIRE-ÉDITEUR
11-13, rue de l'École-de-Médecine

1899

LE MÉDECIN LIBRE

DOIT REMPLACER L'AVOCAT DANS LA DIRECTION

DE LA SOCIÉTÉ FRANÇAISE.

# UN COUP D'ÉTAT LÉGAL

## contre le Parlementarisme.

---

Si le pays est en décadence, cela tient à ce que le peuple, qu'on flatte pour mieux l'exploiter en lui disant qu'il est souverain, ne reçoit aucune éducation économique et sociale.

Cette éducation, il ne peut l'acquérir tant qu'il existera un Sénat et une Chambre de Députés ; dans ces Assemblées d'Etat centralisé, il n'y entre et il ne peut y entrer que des déserteurs ou des rebuts de toutes les professions, et particulièrement des professions libérales.

Il importe de les remplacer par des Assemblées régionales de provinces autonomes où les trois professions qui produisent la richesse publique : l'agriculture, l'industrie et le commerce, pourront être largement représentées.

A chaque élection législative, les hommes de tradition (1) invitent tous les bons Français de la cir-

(1) Les hommes de tradition perdront la France s'ils ne s'empressent d'adopter la conduite opposée à celle qu'ils ont

conscription où elle doit avoir lieu, à quelque opinion et à quelque couleur politique qu'ils appartiennent, à s'entendre avec eux sur les points suivants:

« Il sera présenté une candidature dite de la décentralisation, sans autre étiquette, sur laquelle pourront se compter tous les électeurs qui sont partisans de la suppression du Sénat et de la Chambre, de ces Assemblées de bavards, d'incapables et de panamistes ;

« Le candidat élu ne touchera pas d'indemnité législative ; cette indemnité servira au dégrèvement, dans la circonscription, de l''impôt des patentes, c'est-à-dire de l'impôt le plus odieux de tous : de l'impôt sur le travail ;

« Dans les circonscriptions rurales qui nommeront des candidats de cet ordre, le dégrèvement portera également sur les impôts des journées de prestations ;

« Quand il sera reconnu que les candidats ainsi nommés représentent la majorité, ils quitteront leur résidence habituelle où ils étaient restés jusqu'alors, se joindront à leurs collègues et renverseront le ministère en fonctions, pour lui substituer un ministère d'affaires ; ce ministère supprimera le Sénat, présidera à la formation des Assemblées régionales,

jusqu'à ce jour suivie : garder une prudente réserve touchant l'affirmation des principes, mais en démontrer scientifiquement la supériorité par l'histoire du passé et l'étude du présent. » (F. Le Play.)

c'est-à-dire à la réunion de tous les conseillers généraux des départements compris dans la région, et restera au gouvernement jusqu'au jour où ces assemblées auront assuré l'organisation des intérêts généraux permanents et la représentation des intérêts généraux changeants ;

« Les intérêts généraux changeants ont pour objet les traités divers à conclure avec les puissances étrangères : traités de commerce, traités de paix et de guerre, etc. ;

« Dans un pays décentralisé, les intérêts généraux permanents sont de trois ordres : il faut conserver l'unité du pays, assurer la centralisation des moyens de défense et établir la responsabilité des fonctionnaires à tous les degrés de la hiérarchie administrative.

« Les Assemblées régionales devront donner satisfaction à ces deux ordres d'intérêts généraux bien distincts. »

Novembre 1897.

## DE LA

# DEVISE DE LA MONARCHIE MODERNE

La Monarchie moderne ne ressemblera pas à la Monarchie fédérative et féodale, puisque la féodalité n'existe plus.

Elle ne ressemblera pas davantage à la Monarchie centralisatrice fondée par Richelieu, organisée par Louis XIV et Colbert, revue, corrigée et considérablement aggravée par Napoléon 1er.

Elle sera fédérative et démocratique ; sa devise sera : « le Pays s'administre et le Roi contrôle. »

Avec la centralisation, le peuple est en tutelle, et tout contrôle est impossible.

Il nous a fallu plus de deux cents ans pour comprendre cette vérité : nous avons eu bien des révolutions ; nous avons changé bien souvent l'étiquette gouvernementale, et, après chaque prétendu changement de régime, nous nous sommes trouvés pris davantage dans les mailles de plus en plus serrées d'un fonctionnarisme irresponsable.

Aujourd'hui, le peuple est si bien en tutelle que, lorsqu'il est appelé à élire des députés, la question se pose de suite : Qui fera les élections ? Quel est le candidat qui aura l'appui de l'Administration ?

Avec la centralisation, un contrôle, alors même qu'il serait exercé sur les actes administratfs par les hommes les plus désintéressés et les plus capables, serait encore illusoire, puisqu'il devrait porter à la fois sur un trop grand nombre de faits ; or, il se trouve que ce contrôle est exercé par des politiciens, par des déserteurs ou des rebuts de toutes les professions, et particulièrement des professions libérales ; ces politiciens fondent leur fortune sur la division de leurs concitoyens en partis hostiles ; bien loin de contrôler l'Administration, ils passent leur temps à quémander des places pour leurs électeurs influents, pour leurs frères et amis, et pour eux-mêmes.

Pour rendre possible un contrôle des actes administratifs, il faut :

1° Supprimer les Chambres centralisatrices de politiciens ; (dans un précédent travail, j'ai fait connaître le moyen rapide et sûr d'atteindre ce résultat) ;

2° Créer des Chambres régionales chargées de contrôler les administrations qui sont du ressort particulier de la région ; (ces Chambres régionales, ainsi que je l'ai déjà dit, sont composées des conseillers généraux réunis des départements rapprochés naturellement les uns les autres par la nature du sol, du climat et des productions).

Ces Assemblées seront nécessairement composées surtout de représentants des professions qui produisent la richesse publique : d'agriculteurs, d'industriels et de commerçants.

Quand ces hommes pratiques, qui savent combien péniblement se gagne l'existence, seront libres de diminuer les impôts qui pèsent sur eux en supprimant les abus administratifs, ils feront le nécessaire, on peut en être certain, pour alléger leurs charges, et, de leur coté, les fonctionnaires se voyant individuellement responsables, demanderont qu'on délimite bien la part de leurs attributions respectives.

Ces Assemblées régionales ne serviront pas seulement d'Assemblées de contrôle pour les actes administratifs se rapportant à la région ; elles serviront encore de tribunaux d'arbitrage entre les divers Syndicats professionnels régionaux portés à leur complet développement par la liberté d'association ; et enfin, elles prendront part à la direction générale des affaires du pays en envoyant des délégués techniques près des ministères du pouvoir central.

3° Il ne reste plus maintenant qu'à organiser un service de contrôle pour les actes du pouvoir central :

Que dans ce pouvoir il y ait des ministres complètement libres de diriger les intérêts généraux changeants suivant les vœux exprimés par les délégués techniques, rien de mieux sans doute ; ces ministres ne peuvent être véritablement responsables que s'ils sont libres, mais encore faut-il que ministres, conseillers techniques et hauts fonctionnaires, *étant des hommes et non des anges*, ne soient pas portés à sacrifier les intérêts généraux du pays à leurs intérêts particuliers, et que leur *responsabilité ne soit pas un leurre!* Encore faut-il que le « gouvernement de tous par tous et pour tous », soit un fait et non une phrase ! Ce gouvernement existera réellement, si les intérêts de tous les absents se trouvent représentés par une autorité immuable placée au-dessus de toutes les contestations ; cette autorité immuable, seul le principe de l'hérédité monarchique peut la donner. Ce principe, en effet, crée le Roi, c'est-à-dire une existence humaine qui se sent chargée d'une vie plus longue que la sienne propre, une existence qui représente la raison d'Etat, qui évoque dans les esprits des petits et des humbles une idée de justice et de protection contre tous les abus, contre toutes les tyrannies. (Est-il une tyrannie plus humiliante que celle de ce fonctionnarisme irresponsable contre lequel le Français ne sait pas se défendre ?) « Intrépide devant l'ennemi, dit J. de Maistre, le Français ne l'est plus devant l'autorité même la plus injuste, et rien n'égale la patience de ce peuple qui se croit libre. »

Le peuple Français deviendra libre, lorsqu'il s'administrera et que le Roi contrôlera.

Janvier 1898

# DE L'AUTONOMIE DE PARIS

## De la petite Patrie.

Il y a dans le Conseil Municipal un groupe de défenseurs des droits de Paris, un parti autonomiste.

Logiquement, ce groupe doit demander l'autonomie pour la Province comme pour Paris.

Logiquement, il doit demander la suppression du Sénat et de la Chambre des Députés, puisque ces deux assemblées représentent la centralisation de tous les pouvoirs.

Notre Assemblée parisienne est trop modeste quand elle s'intitule Conseil Municipal. Paris est trop grand pour être assimilé à une autre ville de France : le Conseil constitue à lui seul une véritable Assemblée régionale.

Quand la Province aura été divisée pareillement en régions constituées par la réunion des départements rapprochés naturellement les uns des autres par la nature du sol, du climat, et des productions, ces régions auront, elles aussi, leurs Assemblées particulières, et la décentralisation administrative pourra se faire.

La Province est tellement anémiée qu'il faut que le mouvement en faveur d'une décentralisation administrative parte de Paris ; MM. les Conseillers Municipaux autonomistes de Paris doivent se mettre à la tête de ce mouvement. Il faut conquérir sur l'Etat despote les libertés administratives et pour Paris et pour la Province.

Il y va du relèvement de la fortune du pays.

Il faut en finir avec les rhéteurs, avec les légistes, avec le fonctionnarisme irresponsable et prolifique.

Au Sénat et à la Chambre des Députés, nous ne pouvons envoyer que des politiciens, des rhéteurs et des légistes, des bavards, des musiciens en paroles, pour me servir de l'expression de Napoléon Ier.

« Ces rhéteurs et ces légistes, ces intellectuels, n'ayant jamais été mêlés, dit Le Play, aux intérêts usuels qui sont en lutte, n'ont point un critérium sûr pour les apprécier » : ils s'agitent, et les fonctionnaires les mènent.

« Les lettrés, doués d'imagination plus que de jugement, dit encore ce grand économiste, conçoivent habituellement une opinion exagérée de leur propre mérite : trop souvent ils joignent à ce vice la perte du sens moral ; aux époques de décadence, ils deviennent de vrais fléaux pour l'humanité. »

« Les véritables législateurs, dit J. de Maistre, ne sont pas des savants, le talent qu'on a prouve qu'on n'a pas l'autre. »

Les véritables législateurs sont ceux qui produisent

la richesse publique : les agriculteurs, les industriels et les commerçants. Ce sont des hommes rendus pratiques par la nécessité où ils se trouvent d'améliorer sans relâche leurs méthodes de travail par une action journalière sur les hommes et les choses.

Qu'on les interroge, ils diront tous que la politique les dégoûte ; ils ne tiendront plus le même langage le jour où, grâce à la constitution des provinces autonomes, ils se verront maîtres de diriger à leur gré les intérêts de leur petite patrie.

A vrai dire, ils ne feront pas de la politique, mais de la bonne économie sociale ; ceci aura tué cela ; l'économie sociale aura tué la politique.

Ce qui entretient en nous l'esprit d'opposition, disons mieux, l'esprit de révolution, c'est le fait que l'on impose toujours une règle uniforme à des provinces où le sol, le climat et la population offrent tant de diversités.

La petite patrie ayant son budget parfaitement distinct de celui du pouvoir central, se trouvant maitresse de diriger à son gré tous les détails de son administration intérieure, on verra dans tout le pays, en même temps, succéder l'esprit des affaires à l'esprit de révolution.

Rien ne pourra mieux relever la fortune publique et établir la paix sociale que d'appeler le peuple lui-même à gérer ses propres affaires, et cela n'est possible, je le répète encore, qu'avec l'existence de petites patries, puisqu'il permet d'appeler à la direction de leurs intérêts respectifs non plus des idéologues, mais des agriculteurs, des industriels et des commerçants en *activité* de service (qu'on me permette l'expression), c'est-à-dire, en somme, les véritables représentants de l'immense majorité de la nation.

Constatant, par une expérience journalière, les difficultés du gouvernement de leur petite patrie, les hommes seront mieux préparés à comprendre celles que rencontrera le gouvernement du pouvoir central.

Aussi bien, la tâche de ce dernier deviendra plus facile ; il ne traînera plus à sa suite cette armée de fonctionnaires que nous voyons empiéter de plus en plus sur les vies locales et sur les vies privées, créant entre les membres d'une même profession des antagonismes sociaux ; il aura moins de responsabilité à encourir ; de plus, dégagé d'un fardeau qui embarrasse ses mouvements, il en sera plus libre dans le cercle de son action, et cela (observons-le bien) que ce pouvoir central ait à sa tête un chef élu, c'est-à-dire un homme ; ou un chef héréditaire, un roi, c'est-à-dire un principe.

Il serait oiseux, pour le moment, de discuter sur ce qui est préférable d'un chef élu ou d'un chef héréditaire ; notre pays se meurt de la centralisation ; il peut être comparé à un corps dont la tête est congestionnée, dont les extrémités sont froides et glacées, il est dans le coma, il n'entend rien de ce qu'on pourrait lui dire ; tâchons de dégager la tête, de ramener la vie, au moins tout d'abord dans les principaux organes, c'est ce qui presse le plus [1].

La recette est simple : rendons Paris aux Parisiens et la Province aux Provinciaux ; rendons au pays ses libertés administratives que la centralisation lui a fait perdre ; il n'y a qu'un moyen d'atteindre ce résultat, c'est de travailler sans cesse à faire le vide dans la Chambre et dans le Sénat, afin que ces deux Assemblées centralisatrices meurent de leur belle mort.

Ce sera la fin du règne *apparent* des rhéteurs et des légistes, des intellectuels, du règne *trop réel* d'un fonctionnarisme irresponsable et prolifique.

Qu'en pensent MM. les Conseillers Municipaux autonomistes de la ville de Paris ?

Février 1898.

*P. S.* — Le Play conseille de rendre à la province la recette totale de l'impôt foncier en déchargeant l'Etat d'une dépense équivalente.

(1) Il est prouvé que la dictature, les coups d'Etat et tous les expédients révolutionnaires sont impuissants contre la paralysie universelle, comme le moxa est sans action sur le cadavre. (PROUDHON)

# DE L'UNIVERSITÉ RÉGIONALE

Pour relever la fortune publique, nous disions, dans une étude précédente, qu'il était nécessaire de diviser la France en régions formées des départements qui se trouvent naturellement rapprochés les uns des autres par la nature du sol, du climat et des produits.

Chacune de ces régions constitue une petite patrie qui deviendra pour ses habitants un sujet d'amour, d'orgueil et de dévouement ; « l'amour de la petite patrie conduira ultérieurement, dit Taine, au culte réfléchi de la grande patrie. »

L'Université régionale sera l'âme de la petite patrie.

Sa mission ne consistera pas tant à faire passer des examens, délivrer des brevets, conférer des grades qu'à compléter l'enseignement pratique reçu de bonne heure dans chaque métier, dans chaque profession ; l'esprit est mis d'abord en présence des faits, puis il va chercher à l'Université l'explication scientifique de ce qu'il a observé ; la raison se développe quand on dirige une série de recherches librement conçues et librement déduites auxquelles s'attache un intérêt immédiat et personnel.

Tel n'est certainement pas le rôle que remplissent actuellement les Universités régionales ; elles n'ont de régionales que le nom; l'Université de Paris devrait vivre sur le budget de la ville de Paris; le Conseil municipal, véritable assemblée régionale, pourrait avoir sur elle la haute main; il ne l'a assurément pas. Une décentralisation universitaire réelle doit être précédée d'une décentralisation politique effective.

Sous des appellations diverses, nous gardons toujours l'Université de Napoléon Ier; elle fut créée dans un but spécial. Ecoutons le grand Empereur:

« Dans l'établissement d'un corps enseignant, mon but principal est d'avoir un moyen de diriger les opinions politiques et morales. »

« Faites-moi des régents et non pas des inventeurs ou des chercheurs de quelque ordre de connaissance. »

« L'histoire de France est une chose d'État, un objet de gouvernement. Il ne suffit pas de la surveiller, de la réprimer au besoin, il faut encore la commander, l'espérer et la faire pour qu'elle soit bonne. Il n'y a pas de travail plus important. Je suis bien loin de compter la dépense pour quelque chose: il est même dans mon intention que le ministre fasse comprendre qu'il n'est aucun travail qui puisse mériter davantage ma protection. Avant tout, on doit s'assurer de l'esprit dans lequel écriront les auteurs. »

L'Université étant une chose d'État, les entreprises privées ne doivent pas faire concurrence à l'entreprise publique.

Le grand homme, apprenant qu'à Sainte-Barbe, restaurée et dirigée par M. de Lanneau, il y a 500 élèves, s'écrie : « Comment se fait-il qu'un simple particulier ait tant de monde dans sa maison ! » M. de Lanneau, étant embrigadé, écrira à un ami quelque temps après : « Je ne suis qu'un sergent-major d'études languissantes et morcelées sous le tapage d'un tambour et sous les couleurs militaires. »

Que les études soient languissantes, le grand homme n'en a cure ; l'important est que son Université lui forme des sujets bien soumis.

A vrai dire, si Napoléon Ier a organisé l'Université domestiquée de l'État centralisé, l'idée d'un Etat centralisé maître de toutes les fortunes, de tous les corps, de toutes les âmes, pouvant légitimement imposer de force à ses membres l'éducation, le culte, la foi, les opinions, les sympathies qui lui conviennent, nous vient de Jean-Jacques Rousseau. Napoléon Ier a rendu viable cette conception monstrueuse, uniquement parce qu'elle servait son ambition sans bornes.

L'Etat despote ayant pris corps, il l'a subordonné à sa personne.

Napoléon est tombé, l'Etat centralisé, despote, est resté debout, et tous les partis qui se sont succédé au pouvoir ont conservé avec un soin jaloux l'Université esclave chargée de former des esprits enrégimentés fidèles au régime établi ; peine perdue ; cette Université a rendu odieux successivement tous les régimes ; elle les a tous fait renverser : au demeurant, le rôle d'une Université ne doit pas être de chercher à étouffer l'initiative individuelle et la liberté scientifique.

Il faut en finir avec la légende de la Révolution française ; la centralisation administrative créée par Richelieu avait fait perdre au pays ses libertés locales, la Révolution française lui fit perdre ses libertés scientifiques.

On voulut remédier au mal créé par la centralisation en créant une centralisation plus forte encore; on supprima les provinces qui, sous le règne de l'infortuné Louis XVI, avaient commencé à revivre d'une vie propre, et le peuple, proclamé souverain, devint esclave.

Rendons au pays ses libertés administratives et scientifiques ; supprimons les assemblées centralisatrices, organisons les petites patries, et donnons à chacune d'elles son Université parfaitement indépendante du pouvoir central, pour qu'elle n'ait d'autre but à poursuivre que d'en rendre les habitants plus réfléchis, meilleurs et plus heureux [1].

Mars 1898.

(1) Il faut supprimer les écoles spéciales : Ecole polytechnique, Ecole normale, institutions inutiles quand on possède un bon système d'universités et qui empêchent les universités de se développer. (E. RENAN.)

# GAMBETTA

ET LA

# Clinique dite Nationale des Quinze-Vingts

---

« Les Parisiens, dit M. Drumond dans *La fin d'un monde*, ne se sont pas étonnés de voir se dresser, en face des Tuileries, le monument de Gambetta. Les étrangers rient aux éclats lorsqu'ils voient ces statues ridicules, ces allégories d'un comique échevelé, cette Démocratie lançant la foudre et assise sur un lion dévorant qui sert de couronnement à l'image du gros homme, qui n'a jamais lancé la foudre et qui n'a rien dévoré pendant la guerre, qu'un certain nombre de repas savoureux. »

On pourrait ajouter avec l'éminent pamphlétaire que les Parisiens ne se sont pas étonnés davantage quand ils ont vu se dresser, sur la place du Panthéon, près du monument sur lequel sont inscrits ces mots : « Aux grands hommes, la patrie reconnaissante », la statue de Jean-Jacques Rousseau, d'un Genèvois névropathe qui a dit dans son *Emile* : « Un Parisien croit connaître les hommes, et il ne connaît que les Français ; dans sa ville, toujours pleine d'étrangers, il regarde chaque étranger comme un phénomène extraordinaire qui n'a rien d'égal dans le reste de l'univers. Il faut avoir vu de près les bourgeois de cette grande ville, il faut avoir vécu chez eux pour croire qu'avec tant d'esprit on puisse être aussi stupide. » (*L'Emile.*)

Mais revenons à Gambetta.

Ce qui contriste surtout le cœur des bons Français qui savent encore réfléchir, ce n'est pas tant le fait qu'on ait élevé sur une des principales places de Paris un monument à un Gênois mâtiné de Juif, mais qu'on ait inscrit sur ce monument quelques-unes de ces phrases sonores et creuses dont il était coutumier.

Je me contenterai de reproduire *in extenso* le fragment du discours qu'il prononça le 19 avril 1870 sur le suffrage universel et qui se trouve sur le côté sud du monument :

A LA JEUNESSE DES ÉCOLES

*19 Avril 1870*

« Maintenant, nous savons que le suffrage universel c'est nous, qu'il ne peut avoir de droits, d'intérêts, d'aspirations, de colères qui ne soient les nôtres, car nous sommes le peuple et il est le peuple.

« Il faut que chacun de nous, dans la mesure de ses forces, se livre à un apostolat incessant du suffrage universel ; et voici ce que cela commande à la génération nouvelle : nous sommes ici, en majorité, des jeunes gens qui ont eu cette faveur du sort de pouvoir, au prix d'épargnes méritoires arrachées au patrimoine domestique, conquérir ce levier supérieur de l'indépendance qu'on appelle l'instruction. Je dis que, de ce jour, nous avons contracté une dette que nous ne pouvons nier sans faire outrage à la plus sacrée de toutes les lois humaines : la solidarité sociale. Nous avons pris l'engagement de nous vouer à l'émancipation de ceux qui n'ont pas eu le même bénéfice de la fortune, et de les attirer vers nous et de travailler à leur assurer tous les jours plus de lumière et plus de *bien-être.* »

Les pauvres Gaulois ont trouvé ces grands mots profonds ; ils les ont burinés sur la pierre ; combien d'étrangers venant à Paris, à l'occasion de la prochaine Exposition universelle, se moqueront d'eux en les lisant.

Sur le côté nord du monument se trouvent relatées quelques phrases du discours que Gambetta prononça à Cherbourg en août 1880. Nous aimons beaucoup, en France, les discours guerriers, même prononcés par des rhéteurs. Montaigne, cependant, conseillait de rejeter « tousiours l'architecte, le peintre, le cordonnier et ainsi de suite chacun à son gibier. » — « Les propos que tient un philosophe sur la guerre, disait-il (on peut y ajouter le rhéteur) n'en sont pas croyables, car il n'a pas les oreilles accoutumées au son de la trompette. » Nous n'avons pas voulu tenir compte des sages avis d'un Gascon de Gascogne ; nous avons préféré nous pâmer devant les paroles enflammées d'un Gascon faux teint.

Pour savoir quelles furent les pensées de derrière la tête du Gênois, il faut passer derrière le monument auquel le gros homme est adossé. « Je pressens, dit-il, j'annonce la venue et la présence dans la politique d'une couche sociale nouvelle qui est loin, à coup sûr, d'être inférieure à ses devancières. » La couche sociale annoncée est venue, c'est celle des chéquards et des Panamistes, et notre héros est devenu le Dieu de leur Olympe ; cet honneur lui était bien dû ; n'avait-il pas dit un jour : « Le nombre crée le droit. » Et pas un Français de France n'avait su répondre à l'ancien avocat hâbleur du café Procope que le nombre s'achète et que le droit ne s'achète point ; le nombre s'achetant, le règne du veau d'or devenait seul possible ; le temps des « vieilles barbes » était bien passé.

A lire les fragments de discours inscrits sur le monument, les inscriptions commémoratives des dates et des lieux où notre Gascon de Gênes et de Palestine avait péroré après boire, on serait porté à croire qu'il n'a laissé que des mots ; il faut lui rendre justice, il a laissé une œuvre, il a créé la clinique dite nationale des Quinze-Vingts.

Depuis Saint Louis, il existait, dans le quartier des Quinze-Vingts, un hospice d'incurables pour les maladies des yeux, c'était une institution de charité qui ne portait préjudice ni à la science, ni à personne. Gambetta fit décider qu'on y ferait affluer, aux frais des contribuables, tous les malheureux porteurs d'affections guérissables de Paris ou de Province. A l'hospice on adjoignit « la Clinique nationale des Quinze-Vingts. » Gambetta avait bon cœur ; il voulait créer deux bonnes places pour deux de ses amis : l'un fut nommé médecin en chef, c'était le Dr Fieuzal de Cahors : il ne s'était jamais occupé antérieurement de maladies des yeux ; il est mort, il a été copieusement remplacé ; l'autre fut nommé directeur de l'Etablissement : c'était M. Péphau..., il y est toujours.

On devine sans peine que, pas plus les oculistes de Province que les oculistes de Paris ne se refusent à donner leurs soins aux malheureux. Pourquoi l'Etat leur prend-il leurs malades d'études ? A quoi bon tant de déplacements pénibles pour les malades, tant de dépenses inutiles pour les imposés ?

S'il existait un hôpital central pour chaque spécialité comme pour l'ophtalmologie, il n'y aurait plus en France de médecine possible.

L'acte de favoritisme éhonté de Gambetta a une portée plus grande que celle de montrer au public ce grand démocrate offrant à un ami l'occasion d'étudier *empiriquement* les maladies oculaires, dût cette étude faire perdre un œil ou même les deux à un grand nombre d'indigents ; il apprend, non seulement aux ophtalmologistes, mais encore à tous les médecins praticiens, dans quelle mesure ils peuvent compter sur l'Université quand ils veulent faire prévaloir, auprès des pouvoirs publics, leurs légitimes revendications.

Le professeur fonctionnaire autorisé à faire concurrence aux médecins praticiens se tient coi, parce que cet accaparement des malades d'études par l'Etat arrête l'essor de l'enseignement libre ; que lui importe si le champ reste largement ouvert au cosmopolitisme ; n'aura-t-il pas toujours son traitement de « professeur » ?

Dans quel pays vivons-nous, et sous quelle latitude ?

Nous vivons dans un pays où l'Etat, qui a *domestiqué l'Université et par suite l'esprit public*, s'immisce progressivement dans toutes les professions, créant entre les membres d'une même profession des antagonismes sociaux, paralysant toutes les initiatives individuelles et assurant ainsi le triomphe du cosmopolitisme. Gambetta, assurément, a beaucoup fait pour faire avancer l'Etat dans cette voie si funeste aux Français de France.

Certes, à tous les points de vue, le monument qui se dresse sur la place du Carrousel couvre de ridicule notre infortuné pays aux yeux du monde entier, et il devra disparaître ; mais enfin, si l'on a voulu célébrer en France le centenaire du règne du *hâbleur et du cosmopolite*, on conviendra bien avec tous les ophtalmologistes indépendants (il en reste encore) qu'en prenant Gambetta pour symboliser l'un et l'autre on n'aurait pu mieux choisir.

Avril 1898.

# DE L'AUTORITÉ SOCIALE DU MÉDECIN

Dans une comédie qui était jouée récemment encore à la Comédie Française, intitulée : *L'Evasion*, un personnage de la pièce dit à des médecins : « Vous êtes les bons dieux d'un peuple athée qui n'a plus d'autre idéal que le parfait fonctionnement de son tube digestif. » Le fait n'est pas discutable, le médecin représente dans la société française, la seule autorité sociale encore debout.

Les autorités sociales par excellence, celles qui produisent la richesse publique (agriculteurs, industriels, commerçants), ont cessé avec la centralisation d'être des professions dirigeantes ; elles ont dû abandonner ce rôle aux lettrés, aux légistes, aux intellectuels ; ceux-ci *paraissent* gouverner la France ; en réalité, ils se laissent toujours mener par un fonctionnarisme irresponsable et prolifique, et cela avec d'autant plus d'aise qu'ils ne sont bons eux-mêmes qu'à devenir des fonctionnaires.

Une société où ceux qui sont les parasites du budget gouvernent sans contrôle ceux qui les font vivre, est une société malade qui réclame les soins du médecin.

Il va sans dire que ce médecin doit être indépendant, qu'il ne doit émarger à aucun budget, et surtout qu'il n'aura pas déserté sa profession comme un simple intellectuel pour devenir lui-même un budgétivore.

C'est à ces caractères que le public pourra distinguer le médecin qui est une autorité sociale de celui qui ne l'est pas.

Présentement, le public, et particulièrement le monde du travail, tant de fois berné par les politiciens, par les *hommes de proie*, comme les appelait Le Play, se laisse aller au découragement, il s'abandonne à la tristesse et au pessimisme, et cependant il a auprès de lui un ami éclairé, un ami sûr pour lui prêter main forte contre toutes les exploitations, contre toutes les tyrannies.

« Voyez, pourra dire le médecin indépendant aux classes populaires, aux ouvriers des villes et dés champs, qui donc a plus d'intérêt que moi à vous voir heureux ; si vous êtes malades et indigents, je suis obligé de payer un impôt pour vous faire vivre à l'hôpital ; si vous avez quelque aisance, vous préférerez vous faire soigner au milieu des vôtres, vous m'appellerez, et c'est vous qui me ferez vivre : la situation sera bien changée pour tous les deux ; voici par quels moyens nous pouvons arriver à améliorer votre sort... »

Je laisse à penser si les conseils émis après un tel préambule ne seront pas plus favorablement accueillis que ceux qui pourraient être donnés par un prêtre dans son église, par un instituteur dans son école, par un rhéteur à quelque tribune; le prêtre est fonctionnaire, l'instituteur est fonctionnaire et le rhéteur aspire à le devenir; ce ne sont pas des autorités sociales.

Je le répète encore, c'est la qualité d'homme libre qui donne de l'autorité aux avis du médecin indépendant ; ce qui rendra ces avis profitables, c'est qu'ils seront donnés d'homme à homme, dans des conversations familières, en tous temps et en tous lieux.

Il y a eu malheureusement une bonne raison pour que le médecin n'ait pas donné jusqu'à ce jour au peuple de bons principes d'économie politique et sociale: il ne les étudiait pas, il passait son temps à préparer des concours, il pensait que le meilleur moyen d'acquérir la confiance du public était de devenir un fonctionnaire, c'est-à-dire précisément de cesser d'être une autorité sociale.

Est-il besoin d'ajouter qu'il est revenu aujourd'hui à des idées plus saines ?

Non seulement il pense que les concours pervertissent les mœurs et abaissent les caractères, mais encore qu'ils étouffent la liberté scientifique ; les concours font perdre au médecin, à la fois, et l'autorité sociale et l'autorité scientifique.

« Il viendra bientôt un jour, disait il y a quelques années déjà le regretté professeur Strauss, où les concours *ne seront plus abordés que par des élèves courtisans ou à relations mondaines d'un effet irrésistible sur un jury* ; » ce jour-là est arrivé; il est impossible que la question de la suppression des concours ne se pose pas avant longtemps à l'Académie de Médecine ; il y va de l'honneur et du bon renom au dehors de la Médecine française.

Nous en sommes arrivés au point où il est plus facile d'avoir confiance dans des travaux faits par des étrangers qui se seront établis parmi nous, qui écriront dans notre langue, qu'à des publications faites par des compatriotes suivant la carrière des concours.

Que devient alors l'autorité sociale du médecin français ?

Je ne crois pas beaucoup m'avancer en disant que s'il ne dépendait que du Conseil Municipal d'abolir les concours dans les hôpitaux de Paris, cette mesure serait bientôt prise. Pourquoi ces sélections entre des praticiens qui sont tous contribuables ?

Si le médecin a reçu un diplôme et s'il a été par conséquent jugé capable de soigner des riches, il doit être également capable de soigner des pauvres, sinon pourquoi l'État lui a-t-il conféré ce diplôme ?

Rien de moins démocratique que de telles sélections ; les indigents se considèrent comme des *lapins à expérience*, au service d'une caste de médecins fonctionnaires irresponsables ; ne seraient-ils pas plus heureux de se voir soignés par les médecins de leur voisinage se trouvant à tour de rôle de service et en nombre suffisant à l'hôpital de leur quartier ?

Enfin, est-il besoin d'ajouter que nos édiles justement désireux de voir relever en France le niveau des études médicales, seraient au comble de leurs désirs ? Ce niveau se relèverait vite avec la concurrence de l'enseignement libre donné par la corporation des médecins praticiens. *Quelle résurrection de la pédagogie* morte déjà, suivant Taine, en 1808 ? Quelle revanche du Congrès de Moscou ? Ici, pas de caste enseignante commençant par *mépriser* ceux qu'elle est chargée d'instruire, la solidarité serait complète entre les maîtres et les élèves.

Le Conseil Municipal ne peut, malheureusement pas, nous accorder à Paris la socialisation des services hospitaliers qui feraient de tous les médecins praticiens autant d'autorités sociales.

Il est tenu en tutelle par la centralisation administrative, et celle-ci ne relève que du Sénat et de la Chambre des députés. La loi qui fixe le mode de recrutement des médecins et des chirurgiens des hôpitaux des Paris, a été votée par l'Assemblée législastive le 10 janvier 1849 ; ce sont les Chambres seules qui peuvent la rapporter.

Or, nous savons tous et le public sait avec nous ce que nous pouvons espérer du Parlement : plutôt que d'obtenir du Parlement une réforme quelconque, nous obtiendrons la suppression du parlementarisme lui-même.

Que faire en attendant cette suppression ?

Un grand devoir incombe aux médecins non fonctionnaires ; c'est de se représenter qu'ils sont à cette heure les seules autorités sociales qu'a encore le peuple pour le conseiller et le conduire ; la centralisation administrative a annihilé l'agriculteur, l'industriel, le commerçant; elle n'a pas encore eu raison des médecins indépendants, mais elle a juré leur perte, c'est à eux à se défendre, et en se défendant, ils ne sauvegarderont pas seulement leurs intérêts scientifiques, moraux et professionnels ; ils sauvegarderont encore la fortune publique; il est temps qu'ils se mettent à l'œuvre.

Que dans tous les syndicats médicaux, il se forme un groupe de médecins indépendants n'émargeant à aucun budget, ayant son bureau particutier nommé par voie de tirage au sort et renouvelable tous les ans ; ce groupe demandera la *séparation des médecins praticiens et de l'État.*

Ce travail, présenté au Conseil d'administration du Syndicat des médecins de la Seine en séance publique, n'a pas été reproduit dans le Bulletin officiel du Syndicat. (Voir l'explication du fait au chapitre final.)

Octobre 1898.

# J.-J. ROUSSEAU ET PASTEUR

## I

Un jour, raconte Stanislas Girardin dans ses Mémoires, Bonaparte se promenant à Ermenonville, s'arrêta dans l'île des Peupliers, devant le tombeau de J. J. Rousseau, et dit à son aide de camp :

« Il eût mieux valu que cet homme n'eût jamais existé.

— Et pourquoi ? citoyen Consul. C'est lui qui a préparé la Révolution Française. Je croyais que ce n'était pas à vous à vous plaindre de la Révolution !

— Eh bien, l'avenir apprendra s'il ne valait pas mieux, pour le repos de la terre, que Rousseau et moi n'eussions jamais existé. »

Et il reprit d'un air rêveur sa promenade.

— Augustin Thierry a écrit qu'il n'y avait pas d'histoire de France ; quand il y en aura une elle dira que la Révolution a été préparée par un Genévois et organisée par un Italien (1), qu'elle a été

(1) Si je dis que Napoléon était un Italien, c'est bien pour faire plaisir à M. Crispi, qui revendiquait dans un discours, il n'y a pas bien longtemps encore; Napoléon comme une des gloires de l'Italie. « Mon origine, a dit le

préparée par un pauvre fou, et organisée par un maître fourbe ; elle a fait avorter le mouvement généreux qui entraînait tous les esprits vers un désir de réformes ; elle a fait de la France la proie du cosmopolitisme.

— Ce qu'il y avait à faire en 1789, était cependant bien simple ; il fallait remédier aux abus de la centralisation administrative créée par Richelieu ; cette centralisation avait corrompu les mœurs des dirigeants, elle avait rendu inutiles dans leurs provinces et amené à Versailles des nobles qui continuaient à être payés pour des services qu'ils ne rendaient plus ; leurs justes rémunérations [2] des temps passés n'étaient plus que des privilèges qu'il fallait abolir ; nous avions à rechercher quelle était l'organisation sociale qui convenait le mieux au caractère de notre nation.

grand Empereur lui-même (*Mémorial*, mai 1816), m'a fait regarder par les Italiens comme un compatriote.

Décret du 17 mai 1809 : « Considérant que lorsque Charlemagne, empereur des Français, et notre auguste prédécesseur, fit donation de plusieurs comtés aux évêques de Rome, il ne les donna, etc. »

Lettre à Paradisi du 16 juin 1809 : « La Providence m'a réservé la singulière consolation de voir notre Italie infortunée, réunie sous mes lois, renaître aux idées grandes et libérales, que nos ancêtres, les premiers entre les modernes, proclamèrent après les âges de barbarie. »

...Nos ancêtres à Paris, c'étaient Charlemagne et ses successeurs ; à Milan, c'étaient les Italiens de la Renaissance ; on en changeait selon les lieux. (P. LANFREY.)

(2) Féodalité, a dit Benoit MALON, signifiait privilèges en retour de devoirs sociaux consentis.

Nous fûmes assez vains pour chercher à établir une Constitution qui pût convenir à l'univers entier.

« Il en est de l'esprit comme du vin ; quand il est léger il tourne » L'orgueil, en 1789, fit tourner l'esprit français.

« L'Assemblée dite Constituante, au lieu de s'appliquer modestement à établir les droits des Français, se mit à établir les droits de l'homme.

« Il n'y a point d'homme dans le monde. « J'ai vu dans ma vie, dit Joseph de Maistre, des Français, des Italiens, des Russes, mais quant à l'homme, je déclare ne l'avoir rencontré de ma vie ; s'il existe, c'est bien à mon insu. »

Quelqu'un l'a vu, c'est un philosophe de Genève, Jean-Jacques Rousseau ; il a conçu un plan d'organisation sociale qui convînt à cet être chimérique, et qu'il a appelé le Contrat social.

Il faudrait bien du temps pour établir une Constitution propre uniquement à la nation française ; cela demanderait peut-être un peu de peine ; en appliquant les maximes du Contrat social, on fait économie de temps, de travail ; et puis, la France ne sera plus seulement la patrie des Français, mais la patrie de tout le genre humain.

Quel honneur ! l'Assemblée se met à l'œuvre avec enthousiasme.

*Contrat social* (Maximes) :

« L'homme est naturellement bon, chacun de nous

met en commun sa personne et toute sa puissance, sous la suprême direction de la volonté générale. »

« Il importe, pour avoir bien l'énoncé de la volonté générale, qu'il n'y ait pas de société particulière dans l'Etat, et que chacun opine d'après lui-même. »

En conséquence :

1° Il ne peut exister des Sociétés locales, des intérêts régionaux.

Le 15 janvier 1790, l'Assemblée décrète la suppression des provinces, et la division de la France en 86 départements.

2° Il ne peut exister des intérêts professionnels :

Décret du 17 juin 1791 : « Les citoyens d'une même profession ne pourront fournir des règlements sur leurs prétendus intérêts communs » ; chacun est livré à lui-même ; c'est précisément sur la partie qu'il connaît le mieux, son *propre métier*, qu'il lui est défendu de se concerter avec ses camarades.

Aux termes mêmes de la Déclaration des Droits de l'Homme, la loi est l'expression de la volonté générale ; c'est bien l'idée de Rousseau qu'un mandataire représente une volonté.

« On ne représente pas la volonté d'un homme, encore moins celle de plusieurs hommes, mais leurs intérêts, et lors même que l'on nomme dans une affaire personnelle un fondé de pouvoir, on lui donne des intérêts à traiter, et non des volontés à représenter. » (de Bonald.)

L'idée de Rousseau séduit les avocats, les beaux esprits de l'Assemblée et les journalistes qui, n'ayant pas assurément qualité pour représenter des agriculteurs, des industriels et des commerçants, continueront à en avoir pour représenter leur volonté d'hommes libres et..... isolés les uns des autres ; elle séduit encore plus les cosmopolites, qui se réjouissent de voir reléguer au second plan les hommes de bon sens et de paix sociale, exerçant un art utile, capables de se démêler au milieu de la confusion apparente des faits sociaux ; une représentation des intérêts aurait fatalement avant longtemps amené un groupement d'intérêts régionaux qu'il fallait empêcher à tout prix, ainsi qu'il était dit dans le *Contrat social.*

Qu'importe que l'idée de représenter des volontés et non des intérêts soit fausse, si elle profite aux politiciens et aux cosmopolites[1] ; elle leur profite si bien, qu'ils n'ont pas cru devoir faire moins envers leur bienfaiteur que de lui élever une statue, sur la place du Panthéon, précisément près du monument sur lequel sont inscrits ces mots : « Aux grands hommes la patrie reconnaissante. » Aucun Français ne leur a paru *aussi digne* que ce Genévois d'occuper ce poste d'honneur.

(1) Les Cosmopolites par excellence, les Juifs, ont obtenu dès le 17 septembre 1791, le droit d'être admis à tous les emplois ; à partir de ce moment, ce peuple, si longtemps nomade, a enfin trouvé une patrie, qui lui permettra d'attendre patiemment la reconstitution du royaume de Judée.

Le fait que la grande majorité de la nation qui produit la richesse publique se laisse mener aujourd'hui, comme il y a cent ans, par des gens qui ne sont bons qu'à devenir des fonctionnaires, témoigne qu'elle n'est pas dans son bon sens; lorsqu'elle l'aura recouvré, elle commencera par faire disparaître de la place du Panthéon la statue de J.-J. Rousseau; puis elle cherchera à savoir, d'une façon plus explicite, comment cet étranger avait pu si bien égarer sa raison.

Novembre 1898.

---

# J.-J. ROUSSEAU ET PASTEUR

## II

Rousseau était fou.

Il était fou celui qui imaginait une Constitution pouvant convenir à tout le genre humain.

« Une Constitution qui est faite pour toutes les nations n'est faite pour aucune ; une Constitution, dit J. de Maistre, est la solution du problème suivant :

« Etant données la population, les mœurs, la religion, la situation géographique, les relations politiques, les richesses, les bonnes et les mauvaises qualités d'une certaine nation, trouver les lois qui lui conviennent. »

Rousseau veut une organisation sociale où tous les hommes soient égaux, quelle que soit leur profession, comme s'il était possible d'établir une égalité entre les contribuables et les fonctionnaires et, d'une manière plus générale, entre les professions qui produisent la richesse publique et celles qui la consomment.

C'est bien cette égalité chimérique des hommes, considérés en dehors de leurs professions et des aptitudes particulières qu'elles *ont dû* développer dans leur esprit, qui est prônée par Rousseau.

« O homme, s'écrie-t-il, de quelque contrée que tu sois, quelles que soient tes opinions, écoute : Voici ton histoire telle que j'ai *cru* la lire, non dans les livres de tes semblables qui sont menteurs, mais dans le livre de la nature qui ne ment jamais. Tout ce qui sera d'elle sera vrai, il n'y aura de faux que ce que j'y aurai *mêlé du mien sans le vouloir.* »

(*Discours sur l'inégalité parmi les hommes*).

« Je ne me fonde pas sur ce que j'ai imaginé, mais sur ce que j'ai vu. »

« Il est vrai que je n'ai pas renfermé mes expériences dans l'enceinte des murs d'une ville ni dans un seul ordre de gens, mais, après avoir comparé tout autant de rangs et de peuples que j'ai pu voir dans une vie passée à les observer, j'ai *retranché comme artificiel* ce qui était d'un peuple et non pas d'un autre, d'un État et non pas d'un autre, et je n'ai regardé comme appartenant à l'homme que ce qui était commun à tous, à quelque âge, dans quelque rang et dans quelque nation que ce fût. » (*L'Emile*.)

Un fou peut ne pas déraisonner toujours ; et c'est bien Rousseau qui a écrit encore ces lignes :

« Les idées générales sont la source des plus grandes erreurs des hommes ; jamais le jargon de la métaphysique n'a fait découvrir une seule vérité, et il a rempli la philosophie d'absurdités dont on a honte sitôt qu'on les dépouille de leurs grands mots. » (L'*Emile*.)

Il y aurait un livre intéressant à faire pour un médecin aliéniste : il faudrait mettre en regard, sans y ajouter aucun commentaire, les passages où Rousseau se contredit (et le fait s'observe à chaque instant, non seulement dans un même ouvrage, mais entre deux phrases qui se suivent, quelquefois entre les membres d'une même phrase.)

Rousseau condamne les idées générales, et constamment il en émet.

Les idées générales ne sont malheureusement que trop facilement acceptées de l'esprit français, ne s'inquiétant nullement de savoir si elles recouvrent ou non un fonds de vérité.

Dans la conception de Rousseau, il a pris le terme homme, et le voilà lancé sur le grand chemin des conséquences ; qu'importe si ses conséquences vont l'entraîner à faire litière de sa nationalité au profit du cosmopolitisme !

« Autant, dit Taine, l'esprit français est propre aux pensées distinctes et suivies, autant il est impropre aux pensées complexes et compréhensives ; en conséquence, il y répugne et, par un travail secret dont il n'a pas conscience, involontairement il abrège, il simplifie, il écourte ; désormais, une idée, même partielle et superficielle, lui semble adéquate et complète... »

Rousseau réduit la science sociale à quelques

axiomes qui font croire à chacun que cette science ne ressemble à aucune autre science ; qu'on peut la connaître sans l'avoir jamais apprise ; l'ergoterie qui, de tout temps, a été la passion dominante des Gaulois, va se donner cette fois libre carrière, puisque les débats vont porter non plus sur des faits, mais seulement sur des mots.

De tout temps, les Gaulois ont eu la passion de l'ergoterie.

« Dans les Assemblées des Gaulois, dit Michelet, c'était une affaire que de maintenir la parole à l'orateur au milieu des interruptions. »

« Il fallait, raconte Strabon, qu'un homme chargé de commander le silence marchât, l'épée à la main, sur l'interrupteur ; à la troisième sommation, il lui coupait un bon morceau de son vêtement, de façon qu'il ne pût porter le reste. »

*Nata in vanos tumultus gens.* (TITE LIVE)

*Pluraque Gallia duas res industriosissimè prosequitur, virtutem bellicam et argutè loqui.*

(CATO IN CHARISIO PRO FONTA.)

« Mettez trois Français aux déserts de Lybie, ils ne seront pas un mois ensemble sans se harceler et s'esgratigner. Nous n'apprenons à disputer que pour contredire, et chacun contredisant et estant contredit, il en advient que le fruit de disputer c'est perdre et anéantir la vérité : l'un va en Orient, l'autre en Occident ; ils perdent le principal et l'escartent dans la presse des incidents. Au bout d'une heure de temps ils ne savent ce qu'ils cherchent : l'un est bas, l'austre haut, l'austre costier. » (MONTAIGNE.)

Il était assurément dangereux d'amener de tels esprits à discuter non plus sur des idées particulières, mais sur des idées abstraites ; sur des idées se rapportant à des faits particuliers, le bon sens peut avoir de la prise ; sur des idées abstraites, il n'en a plus, il s'émousse, et le raisonnement bannit la raison.

La folie de Rousseau gagna les esprits français ; elle ne put se transmettre aux autres nationalités. Comment se fait-il qu'elle ne soit pas encore guérie, que le cosmopolitisme ait exercé durant tout ce siècle, et exerce encore à cette heure, une si grande influence sur les destinées de notre pays ?

Hélas ! la France n'est plus la France, et tout notre organisme social est contraire au génie de notre nation ; et ce nouvel organisme social, cette seconde nature nous ont été imposés par Napoléon Ier.

Même encore aujourd'hui, nous ne voulons voir en cet homme extraordinaire qu'un grand capitaine qui cependant nous a conduits à Leipzig et à Waterloo, et a amené deux fois les armées étrangères à Paris ; nous ne voulons voir en lui qu'un grand conquérant qui cependant a laissé la France plus petite qu'il ne l'avait prise.

Dessillons enfin nos yeux, et voyons ce qu'il était

en réalité : non pas un Corse ni même un Toscan, mais un cosmopolite, un maître fourbe comme jamais l'histoire d'aucun peuple n'en a présenté et n'en présentera probablement jamais.

« Un de mes oncles, se plaisait-il souvent à répéter, m'avait dit que je gouvernerais le monde, car j'avais l'habitude de mentir toujours. »

Du premier coup d'œil, lorsqu'il est devenu le maître de la France, il voit tout le parti qu'il peut tirer des conceptions de J.-J. Rousseau ; elles ont fait perdre aux Français l'esprit de nationalité : tant mieux, ils ne verront pas qu'ils ont pris pour chef un cosmopolite ; il n'y a plus de société particulière dans l'Etat, il n'y a plus d'esprit de solidarité entre les membres d'une même profession, tant mieux, rien ne pourra mettre un frein à son despotisme.

Il va réussir à organiser une Constitution basée sur les principes du *Contrat social,* là où les avocats de la Constitution, de la Convention et du Directoire ont échoué. Il apporte, dira-t-il quelques jours après le 18 Brumaire, l'alliance « de la philosophie et du sabre. »

De la philosophie ! au fond l'illustre cosmopolite ne se soucie guère : les notes de Brienne montrent qu'il n'était pas un intellectuel ; les maximes de Rousseau ont servi à l'élever au pouvoir suprême et à lui donner une autorité sans bornes. Maintenant que le résultat est acquis, il ne peut s'empêcher de témoigner son mépris pour la « ténébreuse métaphysique » en général, et pour celle de Rousseau en particulier.

« Je me suis surtout dégoûté de Rousseau, dira-t-il, depuis que j'ai vu l'Orient. L'homme sauvage est un chien et, dans l'homme civilisé, on trouve, à fleur de peau, l'homme sauvage ; si le cerveau s'est dégrossi, les instincts n'ont pas changé, et, au premier comme au second, il faut un maître, un magicien qui subjugue son imagination, qui le discipline, qui l'empêche de mordre hors de propos, qui le tienne à l'attache, le soigne, le mène à la chasse; obéir est son lot, il ne mérite pas d'autre droit. »

Le magicien a fait son œuvre, il voulut que, pendant sa vie, le Français pensât comme lui et, après sa mort, d'après lui ; le grand homme n'était pas Français, c'était un cosmopolite, Italien d'origine. Cent ans se sont écoulés, nous pensons toujours en cosmopolites, surtout en Italiens ; nous ne l'avons que trop prouvé, nous le prouvons encore tous les jours.

Il faut que nous redevenions Français, il faut que nous fassions disparaître de nos mœurs, de nos lois, de notre organisation sociale, en un mot, tout ce que le cosmopolitisme y a introduit depuis cent ans pour troubler notre raison.

Il en est de la folie sociale comme de la folie individuelle, il faut du temps pour la guérir. Ce ne sera pas là l'œuvre d'un jour ; le malheur a voulu que nous ayons laissé un maître fourbe transformer, par intérêt personnel, en maladie chronique l'affection aiguë provoquée par les écrits d'un pauvre fou de Genève.

C'est bientôt fait de dire : « la France aux Français », encore faut-il que les Français d'aujourd'hui aient retrouvé le bon sens qui, chez leurs ancêtres, servait de lest à leur esprit léger et partant querelleur. Nous ne pouvons rien changer à la nature de notre esprit..., tâchons de retrouver le bon sens perdu et de le développer : le temps fera le reste.

Nous sentirons que ce bon sens nous est revenu quand nous aurons compris que le premier article du programme : « la France aux Français » doit être de rendre la place du Panthéon à la France. La statue de J.-J. Rousseau doit disparaître pour faire place à celle d'un bon Français.

Nous n'aurons pas heureusement longtemps à disserter pour savoir à qui doit revenir cet honneur, et l'accord se fera vite sur son nom : c'est celui de Pasteur.

A ce nom, les Français sentent leurs passions politiques s'apaiser ; ils comprennent d'instinct que Pasteur est une gloire nationale placée au-dessus de tous les partis.

Il est un culte que les Français conservent encore dans leur cœur, c'est celui de la science. « La science, dit Taine, construit peu à peu le fonds de confiance et de déférence qui, de l'état de curiosité intéressante, l'élève au rang de pouvoir public. »

Combien de savants ou prétendus tels à qui la

science a simplement servi de marchepied pour s'élever à des emplois lucratifs quelconques !...

Pour Pasteur, la science fut un but et non un moyen ; il lui a consacré toute sa vie, et chacun sait combien ses découvertes ont rendu service particulièrement à l'humanité souffrante, en même temps qu'elles ont jeté, dans ce siècle qui est prêt de finir, un éclat incomparable sur le prestige au dehors de la science française.

Fait curieux : durant les cent ans qui achèvent de s'écouler, la France n'aura pas connu la liberté scientifique, et cependant le plus grand savant du siècle aura été un Français.

Napoléon Ier avait voulu que dans l'Ecole normale supérieure on n'y formât que des régents et non pas des inventeurs ou des chercheurs de quelque ordre de connaissance ; et dans un laboratoire de cette école, et comme malgré lui, se forme un chercheur, un inventeur qui va étonner le monde.

Pasteur n'a pas seulement cru voir dans le livre de la nature comme Rousseau, mais il y a réellement vu.

Il y a vu si bien que, de son vivant, il a pu assister à son apothéose, que ses compatriotes ont célébrée avec le concours de tous les savants du monde entier ; de son vivant il a fait mentir le proverbe fameux. « Nul n'est prophète dans son pays. » Un instant nous pûmes nous croire guéris de cette folie singulière que Rousseau nous a si durement reprochée, qui consiste à aimer tous les cosmopolites et à nous détester entre nous. Montrons notre ferme désir de vouloir nous en guérir tout à fait, en chassant le cosmopolite et l'halluciné Rousseau de la place du Panthéon, et en y élevant une statue à notre illustre compatriote.

A l'encontre de son devancier, ce grand et bienfaisant génie nous apprendra à raisonner sur des faits et non sur des mots.

---

# DES MICROBES SOCIAUX

## I

Le médecin indépendant [1], avons-nous dit dans une précédente étude, est la seule autorité sociale qu'ait encore le peuple pour le conseiller et le conduire; il doit user de cette autorité pour faire rendre la direction des affaires aux professions usuelles, à celles qui produisent la richesse publique ; les professions libérales périclitent elles-mêmes si cette richesse se perd, et leur prépondérance sociale leur porte malheur; elles doivent passer au second plan.

Ce but ne peut être atteint qu'avec la suppression du Sénat et de la Chambre des Députés, et leur remplacement par des Assemblées régionales, déléguant des *conseillers techniques* auprès de chaque ministère du pouvoir central.

Dans ces Assemblées, l'agriculture, l'industrie et le commerce deviendront promptement des professions dirigeantes.

Dans la Chambre et dans le Sénat, les agriculteurs, les industriels et les commerçants ne peuvent

(1) Celui qui n'émarge à aucun budget.

être représentés ou le seront très insuffisamment : ils ne peuvent rester éloignés pendant des mois du siège de leurs occupations ; en temps de période électorale, ils ne se soucient pas de poser leurs candidatures, de monter sur les tréteaux ; ils ont peur d'être diffamés ; ils ne veulent pas se faire des ennemis ; ils ont besoin, disent-ils, de tout le monde ; ils ne veulent pas faire (encore une expression consacrée) de la politique.

Du moment que les professions usuelles ne peuvent pas être représentées comme il conviendrait à la Chambre et au Sénat, à quoi peuvent bien servir ces Chambres centralisatrices? Il faut les supprimer : elles ne peuvent être que des repaires de politiciens, des lieux de refuge pour les déserteurs ou les rebuts de toutes les professions, et particulièrement des professions libérales, des foyers à microbes sociaux.

Le médecin indépendant doit se mettre en campagne pour amener cette suppression ; il reste toujours dans son rôle ; cette fois seulement il s'agit d'assainir le corps social au lieu d'assainir le corps humain.

Qu'il ne se laisse pas surtout *circonvenir dans l'accomplissement de cette mission par le médecin fonctionnaire;* il en est de ce fonctionnaire-là comme de tout autre ; une réforme quelconque est-elle proposée : au lieu d'y tendre les mains, il y tendra les griffes.

Au chapitre : « Un coup d'Etat légal contre le parlementarisme », nous avons fait connaître le moyen rapide et sûr d'arriver à la suppression du Sénat et de la Chambre des Députés ; nous n'y reviendrons pas. Nous voulons seulement, aujourd'hui, en étudiant les principales variétés de politiciens, de microbes sociaux qu'elles contiennent, montrer combien ils sont nuisibles à la fortune publique.

Nous étudierons successivement le médecin politicien, l'avocat, le journaliste et le philosophe.

On compte beaucoup de déserteurs de la profession médicale au Sénat et à la Chambre des Députés; on peut aussi y rencontrer « le prince de la Science », qui voit dans le mandat d'un député ou d'un sénateur un talisman pour se faire donner, par l'Etat, une riche prébende; d'une manière générale, le médecin politicien est celui qui demande à la politique de faire de lui un budgétivore.

Il faut vivre dans les temps où nous vivons pour voir le médecin se transformer lui-même en microbe social.

La place d'un médecin n'est pas dans une Chambre centralisatrice ; mieux que personne, il doit comprendre que le corps social, comme le corps humain, doit se composer d'organes distincts, vivant d'une vie propre, sans que cela les empêche de prendre part à la vie générale.

Mais, du moment que les Chambres centralisatrices existent, on ne voit pas pourquoi elles ne serviraient pas de lieu de refuge aux déserteurs de la médecine..., comme aux déserteurs de toutes les autres professions !...

Il est bien facile au médecin d'arriver à gagner vingt-cinq francs par jour (avec casuel) comme député ou sénateur ; il n'a qu'à mettre au service d'un intérêt particulier l'influence naturelle que lui donne sa profession sur le public ; il fera comme le négociant qui liquide, il étendra le cercle de ses consultations charitables, et il fera de la médecine au rabais. Qui perdra à ce trafic? Ce seront d'abord ses confrères qui vont rester à la peine et à l'honneur ; et puis ce seront les bons électeurs qui auront à payer un nouvel impôt pour faire vivre ce nouveau parasite ; non élu, le médecin politicien ne pourra plus en effet être autre chose.

Les griefs particuliers que peut avoir le médecin praticien contre le médecin député ou sénateur ne doivent pas cependant le lui faire regarder comme le microbe social le plus dangereux qui se trouve dans le Parlement; le médecin politicien, s'il a lésé les intérêts de ses confrères, a pu rendre des services au public. Quels services lui auront rendu les autres politiciens, les avocats, les journalistes, les échappés de l'Université Napoléonienne ? Comment ont-ils pu parvenir à se faire nommer au Parlement? Ils n'avaient pas assurément qualité pour représenter des intérêts agricoles, industriels ou commerciaux ; ils ont tablé sur l'esprit léger des travailleurs ; ils les ont détournés de l'étude réfléchie de leurs propres intérêts ; ils les ont grisés de mots sonores et de formules creuses ; il se sont affublés, pour masquer leur incompétence sociale, d'étiquettes ronflantes auxquelles un homme de bon sens n'a jamais rien compris. Les avocats, les journalistes et les universitaires, particulièrement les philosophes, ceux qui siègent déjà au Parlement et ceux qui désirent y entrer, voilà les microbes sociaux par excellence!... Un mot sur chacun d'eux.

# DES MICROBES SOCIAUX

## II — **De l'Avocat**

L'avocat pullule au Sénat et à la Chambre des Députés.

Nous pourrions citer des départements qui ne sont représentés au Parlement que par des avocats.

On trouve à ce fait singulier deux explications :

Tout d'abord, notre esprit léger pense que pour faire des lois il faut des légistes ; pour faire des lois, pour régler des intérêts qui sont en lutte, il faut des hommes qui aient été mêlés à ces intérêts : des agriculteurs, des industriels et des commerçants ; les avocats ne peuvent servir qu'à interpréter les lois devant les tribunaux, et encore leur ministère deviendrait-il inutile, si nous avions le jury en matière civile comme en matière criminelle, avec des magistrats de carrière pour diriger les débats. Mais nous ne voulons pas insister ici sur une considération qui pourrait nous entraîner trop loin de notre sujet ; il nous suffit aujourd'hui d'établir que la présence des avocats dans des Chambres *destinées à faire des lois n'est aucunement justifiée.*

La seconde raison qui explique la présence de tant d'avocats dans nos Assemblées centralisatrices est le culte que nous professons pour les beaux discoureurs ; il est certain que sur ce point l'avocat est sans rival. — « Voyez, disait Bismarck à Busch, il n'y avait rien de plus amusant que d'entendre parler Jules Favre, qui avait été membre de l'opposition. Mais ces Français ils sont tous comme ça. Vous pouvez leur donner vingt-cinq coups de bâton ; si vous leur faites en même temps un beau discours sur la liberté et la dignité humaine, ils ne font pas attention aux coups et écoutent le discours. »

« Les républiques (nous disait cependant il y a plus de trois cents ans le sage Montaigne), qui se sont maintenus en un estat reiglé et bien policé comme la Crétense ou la Lacédémonienne, elles n'ont pas fait grand compte d'orateurs. »

Un discours n'a jamais servi à faire pénétrer des idées sérieuses dans aucun cerveau, *surtout dans celui du Français* ; il faut répéter cent fois la même chose pour essayer de la graver dans son esprit frivole.

Un discours ne sert que les intérêts personnels de celui qui le prononce ; et c'est précisément le funeste talent de l'avocat de s'imposer à des populations réduites à juger les mérites de leurs représentants non sur des actes, mais sur des paroles ; de savoir faire accepter par le charme de la forme des déclarations où la pensée reste le plus indécise.

« Au Palais, dit M. Drumont, l'épithète « fort » signifie non pas puissance, émotion, accent impérieux dans l'expression d'une conviction, mais habileté suprême, dextérité sans égale. L'idéal d'un homme fort, ce ne serait pas Hercule nettoyant les écuries d'Augias, mais un prestidigitateur escamotant une muscade sans que personne s'en aperçoive. »

Il ne faut pas d'escamoteurs de muscade dans les conseils d'un gouvernement.

Le plus grand bienfait que retireront les professions usuelles de la suppression du Sénat et de la Chambre des Députés sera d'en avoir fini avec l'avocat politicien; c'est ce politicien, ainsi que je l'ai déjà dit, qui y pullule le plus ; c'est en effet celui qui, avec son bagou, sait le mieux flatter les passions aveugles du peuple occupé, pour gouverner en son nom et vivre à ses dépens.

## Du Journaliste

Un certain nombre de Journalistes sont Députés ou Sénateurs.

Le fait ne doit pas nous surprendre ; le journaliste est un flatteur du peuple, comme l'avocat ; il le flatte par ses écrits, comme l'avocat le flatte par ses discours.

Les journalistes députés et sénateurs sont des gens particulièrement turbulents : ainsi le veut le destin ; le journaliste vit d'antagonismes sociaux, de luttes de parti ; il n'est pas intéressé à la pacification des esprits ; la prospérité des affaires, comme le dit si bien M. Demolins, serait la mort du journal ; le journal se vend surtout quand il y a un malheur public ou privé à faire connaître ; ce malheur public ou privé est annoncé en gros caractères en tête du journal.

Si turbulents qu'ils soient, journalistes députés et sénateurs sont d'accord sur un point : c'est qu'il ne faut jamais conclure. Le bon lecteur qui attend tous les matins son journal pour savoir l'opinion qu'il doit se faire sur les hommes et les choses, finit par en avoir l'esprit troublé. Chaque jour on lui signale un vice de construction de la machine sociale et on ne lui dit pas ce qu'il faudrait faire pour le corriger.

Comment veut-on qu'un esprit qui ne conclut jamais puisse être un homme de gouvernement ? Le journaliste de *profession* est nécessairement un esprit sceptique et flottant par ce qu'il parle sur toutes choses sans avoir rien étudié à fond.

Cet ouvrier qui lit le boniment quotidien de son journal de prédilection a fait l'apprentissage d'un métier, il peut parler toujours avec une certaine compétence sur ce métier ; le journaliste de carrière ne peut parler avec compétence sur aucun ; il est possible que celui-ci ait plus de *culture générale*, ce qu'on appelle de l'esprit, mais celui-là a assurément plus de bon sens ; il serait plus capable, livré à ses propres inspirations, de prendre au jour voulu, dans une affaire particulière, une décision ferme.

« J'ai toujours constaté, dit F. Le Play, l'unanimité de l'énergie des convictions chez les hommes « qui; même dans les situations les plus modestes, « ont acquis quelque renom en exerçant un art utile. »

« Dans le monde de l'intelligence, a dit de Bonald, « le bon sens est la propriété foncière, l'esprit n'est « que le mobilier. »

La conclusion qui s'impose (et que les journalistes députés ou sénateurs ne donneront pas), c'est que les journalistes ne sont pas plus aptes que les avocats à diriger les affaires publiques.

Lorsque les Chambres centralisatrices seront supprimées et que la décentralisation sera faite, la presse pourra rendre, avec cette décentralisation, autant de services qu'avec la centralisation elle commet de méfaits ; elle pourra devenir une source de renseignements précieux donnés par des hommes spéciaux et fournir des exposés aidant chacun à se former une conviction sur des faits particuliers ; le vrai peuple émancipé de la tutelle administrative demandera qu'on le serve sans le flatter, au lieu de le flatter sans le servir.

## Du Philosophe

On compte enfin, dans le Sénat et la Chambre des Députés, un groupe de politiciens heureusement moins important que les autres : c'est celui des Universitaires, parmi lesquels il faut signaler au premier rang l'ancien professeur de philosophie.

L'avocat et le journaliste de carrière sont par profession des sceptiques ; il n'est pas impossible d'arriver dans *la coulisse* les à convaincre de leur inaptitude à diriger les affaires publiques ; on n'y arrivera pas avec le bel esprit, avec le philosophe : il se *gobe* lui-même ; il est d'autant plus absolu dans ses idées qu'il n'a aucune idée pratique des hommes et des choses. C'est par essence un jacobin : il n'est bon que pour détruire.

« Si vous pesez les raisons des philosophes, dit J.-J. Rousseau, ils n'en auront que pour détruire; si vous comptez les voix, chacun est réduit à la sienne; ils ne s'accordent que pour disputer; les écouter n'était pas le moyen de sortir de mon incertitude. »

« Idéologie, travail stérile de la pensée sur elle-même qui ne saurait rien produire, disait de Bonald. »

Mais Rousseau va plus loin encore.

« Où est le philosophe, s'écrie-t-il, qui, pour sa gloire, ne tromperait pas volontiers le genre humain? Où est celui qui, dans le secret de son cœur, se propose un autre but que de se distinguer? Chez les croyants il serait athée, et chez les athées il serait croyant. »

Il ne faut pas oublier que J.-J. Rousseau avait qualité pour connaître les philosophes; c'était un pauvre fou, sans doute; mais, comme du reste bien d'autres fous, il avait ses heures de lucidité.

Un philosophe politicien est un microbe social beaucoup plus dangereux que l'avocat et le journaliste; les paroles de l'avocat s'envolent, le journal est jeté au panier, les écrits d'un philosophe restent et peuvent, pendant longtemps, influer sur les destinées de la nation tout entière.

On l'a bien vu avec le *Contrat social*, cet Evangile de la Révolution Française qui a été, Napoléon *la couronnant*, le triomphe du cosmopolitisme.

« C'est un livre à refaire, disait, sur le soir de sa « vie, dans un éclair de raison, J.-J.Rousseau ; mais « je n'en ai plus ni la force ni le temps. »

« La réfutation d'un mauvais livre, dit DE BONALD, « ne vient quelquefois qu'après un siècle et n'est souvent qu'une Révolution. »

Gardons-nous des politiciens idéologues, plus encore que des autres.

## CONCLUSION

Les professions usuelles doivent devenir les professions dirigeantes.

Pour qu'elles le deviennent, il faut supprimer le Sénat et la Chambre des Députés et les remplacer par des Assemblées régionales déléguant des conseillers techniques auprès de chaque ministère du pouvoir central.

Il faut renvoyer le médecin à ses malades, l'avocat à son barreau, le philosophe à sa chaire et, s'il est possible, au diable.

De lui-même, l'esprit de la presse se modifiera, pour se mettre en harmonie avec le nouvel ordre social ; n'attendons pas du journaliste de carrière qu'il demande lui-même cette transformation : il n'en soufflera mot ; bien entendu, il ne veut pas disparaître de la scène.

Novembre 1898.

---

# LE FONCTIONNARISME

## ET LE DROIT DE SUFFRAGE

Un fonctionnaire est le serviteur de l'Etat ; il ne doit pas prendre part à la lutte des partis politiques si l'Etat est centralisé ; à la lutte des intérêts si l'Etat est décentralisé : il doit toujours rester neutre ; il ne doit pas être électeur.

Tant que le pays sera centralisé, tant que nous aurons des Chambres centralisatrices de politiciens, ces Chambres laisseront voter les fonctionnaires.

Ainsi le veut l'intérêt électoral des médecins *in partibus*, des avocats, journalistes et universitaires du Sénat et de la Chambre des Députés.

On ne peut raisonnablement voir des gens qui ont fait donner des places à leurs principaux agents électoraux leur *ôter leur droit de vote*, ils se priveraient bénévolement des concours les plus précieux pour leur future réélection, et si par grandeur d'âme ils consentaient à faire ce dur sacrifice, ce ne serait qu'avec l'espoir de trouver dans le reste du corps électoral de nouveaux auxiliaires dont le trésor public aurait bientôt à payer les services ; les fonctionnaires, dont on aurait voulu, par une telle mesure, diminuer l'importance sociale et numérique, n'auraient fait que pulluler, et nous marcherions d'un pas plus précipité encore vers la banqueroute.

Avec la centralisation administrative, avec des Chambres centralisatrices de contrôle, composées uniquement et *fatalement* de lettrés et de légistes, la bureaucratie, que les fonctionnaires *votent ou ne votent pas*, grossira sans cesse et pèsera tous les jours d'un poids plus lourd sur le budget (1).

Pour prévenir le gaspillage des fonds publics fait *par ceux-là mêmes qui sont chargés d'en assurer la bonne gestion*, un de nos législateurs a imaginé d'organiser une ligue de contribuables.

La ligue se propose d'organiser de vastes pétitionnements pour demander que le droit de proposer de nouvelles dépenses soit retiré aux Députés et aux Sénateurs et soit réservé aux ministres seuls. Quelle peine inutile ! Les ministres sont eux-mêmes des députés et des sénateurs qui songeront à favoriser les intérêts particuliers de leurs principaux agents électoraux d'abord, de ceux de leurs collègues ensuite ; car s'ils ne le faisaient pas, ils perdraient vite leurs porte feuilles qui passeraient aux mains d'autres gouvernants plus avisés, plus roublards.

Les membres de la Ligue des contribuables demanderont-ils que les ministres soient pris en

(1) « Le grand art des bureaucraties est de persuader à « un chef confiant, qu'en créant de nouveaux bureaux il « travaillera au bien public et accroîtra sa propre impor- « tance. » (F. Le Play).

dehors du Parlement, soient nommés directement par le Chef du pouvoir exécutif?... Nos lettrés et nos légistes, au lieu de se faire les courtisans du peuple, deviendront alors les courtisans du Chef de l'Etat; pour en obtenir des faveurs, *s'il est électif*, ils feront même appel à ses intérêts électoraux; ministres, députés et sénateurs, fonctionnaires, échapperont à toute responsabilité même diffuse; le Chef de l'Etat devra porter la peine de tous les gaspillages administratifs; il sera accusé de tout...; il y aura encore de plus beaux jours pour les lettrés et les légistes irresponsables du Parlement.

Ce n'est pas en fait seulement qu'il faut supprimer le Parlementarisme, c'est en droit; il faut créer la *Ligue des professions usuelles* (des agriculteurs, des industriels et des commerçants) pour la suppression des Chambres centralisatrices de politiciens et pour leur remplacement par des assemblées régionales; et, dans ces assemblées, les services de ceux qui sont payés seront contrôlés par ceux qui les paient.

Quand le pays sera décentralisé, la question de savoir si le fonctionnaire peut être électeur sera vite résolue; aux déclamations et stériles discussions portant sur des mots succèderont des débats sur des intérêts de corporations, d'associations mis en présence les uns des autres; les fonctionnaires, n'étant pas mêlés à ces intérêts n'auront, pas à prendre part dans ces débats...., ils s'en défendront eux-mêmes.

Ils seront rendus à leur mission essentielle, qui est celle d'appliquer les lois et de maintenir la paix publique ; ils y gagneront de suite en prestige et en autorité ; ils se sentiront relevés moralement à leurs propres yeux.

Ce qui leur ôte de la considération c'est précisément le fait qu'ils sont électeurs.

Depuis cent ans les lettrés et les légistes qui se sont succédé au pouvoir, sous une étiquette politique quelconque, ont toujours regardé les actes des fonctionnaires comme nécessairement acquis au gouvernement ; les fonctionnaires sont des *électeurs d'office* pour le pouvoir ; plus le pouvoir en aura de cette sorte, plus il sera fort ; l'expérience est venue souvent démentir cette croyance, mais l'esprit de parti des gouvernants la garde toujours.

En second lieu, si les fonctionnaires n'étaient pas électeurs, on ne verrait pas les politiciens du Parlement mettre tant de zèle à récompenser des services électoraux en donnant les premières places dans les administrations à d'autres politiciens d'une incompétence parfaite, en sorte que, trop souvent, c'est le petit employé à 1.500 fr. qui seul connaît, dans le détail, les mesures à prendre ; le petit employé à 1.500 fr., et à moins encore, le fonctionnaire le plus besogneux gouverne sans contrôle ; il est plus que César, il n'est même pas nominalement responsable [1].

(1) « La bureaucratie est le roi moderne », a dit Michelet.

Enfin, si nous voyons de plus en plus la tristesse et le découragement pénétrer dans les masses populaires, cela ne tient-il pas à ce que ces petits employés sont à la fois juges et parties dans l'appréciation de leur gestion des affaires publiques, et qu'ils jettent, à l'heure du scrutin, dans les urnes tant de *suffrages d'Etat?* C'est du dégoût et du mépris qu'inspirent alors au pays et l'administration et les lois qu'elle est chargée de faire respecter, et c'est aussi du découragement, car il ne sait plus comment secouer le joug de ce despotisme sans nom ; un César en chair et en os ne trouverait jamais, cela va sans dire, assez de fonctionnaires électeurs, assez de suffrages domestiqués pour assurer sa domination.

Quand le pays sera décentralisé, quand aux luttes, portant sur des étiquettes politiques et des formules creuses, auront succédé des luttes d'intérêt, les fonctionnaires étrangers à ces intérêts ne voteront plus ; cette question sera résolue très vite sans discours dans les assemblées régionales comme dans leurs délégations techniques auprès du pouvoir central ; les fonctionnaires devront surtout attendre leur avancement dans la hiérarchie administrative des notes données sur leur compte par leurs supérieurs ; les serviteurs de l'Etat, dans la vie civile, seront assimilés aux serviteurs de l'Eta dans la vie militaire.

Décembre 1898

---

# DE LA GRANDE PATRIE

## Du Roi

## Du retour des libertés publiques

Au chapitre « De la Monarchie moderne », nous avons déjà parlé des rapports que doivent avoir les Assemblées régionales avec le pouvoir central.

Ces Assemblées envoient des délégués techniques auprès de chaque Ministère : un agriculteur pour l'agriculture, un commerçant pour le commerce, un ingénieur pour les travaux publics ; il est institué ainsi auprès de chaque Ministère un Conseil de dix-huit membres si les Assemblées régionales sont au nombre de dix-huit.

Chaque Conseil présente au chef du pouvoir exécutif trois candidats ministres : deux qu'il peut prendre dans son sein, un qu'il doit toujours prendre en dehors de lui ; le chef du pouvoir exécutif choisit entre les trois.

Le chef du pouvoir doit avoir une autoritée incontestée ; cette autorité incontestée ne peut venir que de l'hérédité.

Il faut un monarque dans un GRAND Etat pour plusieurs raisons, dit Montlosier, et d'abord pour que personne n'ait la pensée de le devenir.

Si cela est vrai au point de vue civil, cela est encore plus vrai au point de vue militaire.

Pour la guerre et pour la marine, les Assemblées régionales envoient des commerçants chargés de contrôler les marchés faits avec les divers fournisseurs.

Ces Assemblées ne peuvent discuter les intérêts généraux de la défense.

C'est en sauvant le tout qu'on préserve la partie; en cherchant au contraire à sauver principalement la partie, on s'exposerait à perdre le tout.

Il ne doit pas y avoir des armées : bourguignonne, normande, champenoise; il doit y avoir seulement une armée française.

Le chef suprême de l'armée ne doit être ni un Bourguignon, ni un Normand, ni un Champenois, il doit être simplement Français; il faut nécessairement le prendre dans une famille qui ne soit pas plus d'une province que d'une autre, qui soit simplement Française, c'est le chef de cette famille qui sera le Roi.

Le Roi personnifie la grande Patrie; comme elle il ne doit pas mourir; seul le principe de l'hérédité monarchique peut le donner.

(1) Il peut arriver que le Roi soit représenté par un enfant; cet enfant, comme dans une autre famille, aura un tuteur qui devra lui rendre à sa majorité ses comptes de tutelle.

« On ne sait dans un Grand Etat, dit Montlosier, comment peut se composer l'amour de la patrie et un bon esprit public. Nos affections embrassent difficilement un grand espace ; elles se fixent plus volontiers sur celui que notre pensée peut saisir ; elles aiment surtout à s'arrêter sur une image visible. On avait défendu aux Hébreux de donner une forme à la divinité. Jehovah était leur roi et ils ne voyaient jamais Jehovah. Un jour un cri s'élève : « Donnez-nous un Roi qui aille et marche devant nous. »

Le Roi nomme directement les ministres de la guerre et de la marine ; il n'a pas à craindre d'appeler à ces fonctions, pas plus qu'aux grands commandements, les hommes les plus capables ; rien ne peut faire ombrage à qui représente l'unité de la Patrie ; la pensée ne saurait venir à aucun général de chercher à devenir le chef de l'Etat, un César ; la place sera toujours prise.

Le Roi est le recours suprême contre toutes les exploitations, contre tous les gaspillages administratifs et contre toutes les trahisons ; à ce titre, il peut être considéré comme le Procureur général de la nation chargé de poursuivre devant la justice suprême quiconque aura manqué à son devoir parmi les serviteurs de l'Etat, soit dans la vie civile, soit dans la vie militaire.

Au chapitre suivant, nous verrons comment peut être organisée cette haute justice sociale sans laquelle la responsabilité ministérielle ne sera jamais qu'un leurre.

Nous avons maintenant les éléments principaux de l'organisation sociale de la petite et de la grande patrie.

### *Ajustement des pièces*

1° Suppression, par le bulletin de vote, des Chambres centralisatrices de politiciens, lettrés et légistes courtisans du peuple.

2° *Chambre de Coup d'Etat légal*; Ministère d'affaires ; réunion en Assemblées régionales des Conseils généraux des départements naturellement rapprochés les uns des autres par la nature du sol, du climat et des produits.

3° Conseils techniques auprès de chaque ministère ; Conseils de commerçants auprès des ministères de la guerre et de la marine.

4° Réunion des Conseils techniques en séance plénière et *unique* pour désigner le Roi.

5° Présentation au Roi des candidats ministres par chaque Conseil technique, (sélection faite par le Roi).

6° Nomination directe par le Roi, des ministres de la guerre et de la marine.

### *Plan général des réformes à opérer par la nouvelle machine sociale*

« Il faut dans un grand Etat, centralité de surveil-
« lance ; toute autre centralité d'opinions, de connais-

« sances, d'administration, d'instruction publique « surtout, n'a jamais servi et ne servira jamais que les « Révolutions qui rayonnent du centre dans toutes « les parties et ont, quand il le faut, les journaux « pour dépêches et le télégraphe pour courrier. »

(DE BONALD).

« Réunissez les esprits et les cœurs et laissez les « diversités partout où la nature les a placées et où « la coutume les a introduites. »

(DE BONALD).

« Le Monarque qui connait chacune de ses pro- « vinces peut établir diverses lois ou souffrir diffé- « rentes coutumes. »

(MONTESQUIEU).

« Il est temps de demander à la patience et aux « efforts persévérants, ce que l'indignation et la ré- « volte ne nous ont jamais donné depuis 1789. »

(LE PLAY).

« On blesse la nation quand on veut lui imposer « quelque invention nouvelle, car elle a, comme les « précédentes, le vice radical de l'uniformité. »

(LE PLAY).

« L'Etat est mauvais chef de famille, mauvais in- « dustriel, agriculteur et commerçant, mauvais ré- « gulateur de la production des échanges et de la « consommation, médiocre administrateur de la pro-

« vince et de la commune, philanthrope sans discer-
« nement, directeur incompétent des beaux-arts, de
« la science, de l'enseignement et des cultes. »

(TAINE).

Il résulte des vues concordantes des grands maîtres de l'économie sociale dont les noms viennent d'être cités, qu'au lieu de chercher à développer le fonctionnarisme, il faut au contraire chercher à le réduire à sa plus simple expression ; c'est pour agir dans ce sens qu'a été conçue cette nouvelle machine sociale.

Premier vœu à formuler par les Conseils techniques. — *Décret* : « Les fonctionnaires ne seront plus électeurs. »

Si, dans un cadre aussi restreint, on ne peut que donner une idée générale des réformes à entreprendre, il en est deux cependant sur lesquelles il importe d'insister d'une façon particulière : nous voulons parler de la Réforme judiciaire et de celle du Concordat.

Janvier 1899.

# DE LA RÉFORME JUDICIAIRE

Les Conseillers techniques délégués par les Assemblées régionales auprès du Ministère de la Justice ne seront pas des légistes, mais bien des agriculteurs, des industriels et des commerçants ; appelés à faire des lois sur des intérêts en lutte, il faut nécessairement qu'ils aient été mêlés à ces intérêts.

« Dans les lois — nous dit MONTESQUIEU — il faut tou-
« jours raisonner de la réalité à la réalité, et non
« pas de la réalité à la figure ou de la figure à la
« réalité. Les lois ne doivent pas être subtiles ; elles
« sont faites pour des gens de médiocre entende-
« ment. Elles ne sont point un art de la figure,
« mais la raison simple d'un père de famille. »

« Nous avons en France — disait MONTAIGNE —
« plus de loix que tout le reste du monde ensem-
« ble. Le nombre des loix n'a auscune proportion
« avec l'infinie diversité des actions humaines.
« Nature les donne tousiours plus heureuses que
« ne sont celles que nous nous donnons. »

Montaigne vivait au 16e siècle ; que dirait-il s'il avait connu les lois de la Monarchie absolue de Richelieu et de Louis XIV, les lois de la Révolution, et en particulier celles de l'an VIII, de l'an IX, de l'an X et du Code civil ?...

« Dans la confection du Code civil, on se laissa

« aller, dit Montlosier, à l'aversion pour la législa-
« tion de nos ancêtres ; il a fallu compter pour beau-
« coup l'influence de nos légistes et de leur science
« acquise. Cette science acquise n'a pas voulu être
« perdue ; il a fallu dresser un Code non pour le plus
« grand avantage général, mais pour celui de leurs
« études. »

Il y a beaucoup à élaguer, et à simplifier on le voit dans notre législation ; il importe de charger de ce soin des hommes pratiques, exempts de tout préjugé de caste et de toute idée préconçue.

Aucun Conseil technique n'aura plus d'importance que le Conseil technique judiciaire ; refondre nos lois, savoir quelles sont celles qui devront rester des lois générales, quelles sont celles qui pourront devenir des lois propres à telle ou telle province, ce sera là un travail immense, de longue haleine, de patience et de réflexion ; mais il est une réforme qui s'imposera de suite à l'attention du Conseil : c'est celle du Corps chargé de rendre la justice, celle de la Magistrature.

Et la réforme portera d'abord sur les tribunaux de 1re instance ; ils seront formés d'un jury choisi par voie de tirage au sort parmi les électeurs de l'arrondissement et présidé par un des conseillers à la Cour d'appel siégeant au chef-lieu de la province ; il y aura dans chaque arrondissement *un jury en matière civile* [1] comme il y en a un dans chaque chef-

(1) Il existe en Angleterre.
« Vous sçavez bien le désir que j'ai de donner ordre au

lieu pour les affaires criminelles ; et les conseillers de la Cour d'appel du ressort viendront diriger les débats dans les tribunaux ainsi constitués comme ils les dirigent déjà dans les Cours d'assises.

« L'institution du jury en matière civile, dit Le « Play, intéresse tous les citoyens à comprendre « l'une des vérités fondamentales de tout ordre « social; à savoir que la vertu et le talent établissent « entre les hommes une inégalité qui s'impose légi- « timement et qui est en quelques sorte de droit « naturel. »

Cette institution aura un autre rôle.

Quand des places de juges de paix deviendront vacantes dans l'arrondissement, le jury dressera une liste de candidats entre lesquels le sous-secrétaire d'État de la Justice de la province aura à choisir. Il ne sera pas nécessaire que les candidats soient munis d'un diplôme quelconque.

« L'important — dit Taine — est de ne pas lan- « guir longtemps aux abords d'une carrière, d'y « être introduit de très bonne heure et de s'y mettre « de suite à y courir. Ce n'est pas dans l'école, mais « dans la profession qu'on acquiert l'instruction « professionnelle. »

« Si le futur avocat, dit-il encore, ne s'est pas rési- « gné à l'office de clerc dans une étude, même docteur

« fait de la justice et de la police du royaume, et pour ce faire « il est besoin d'avoir la manière et la coutume des autres « pays. » (Louis XI)

« il ignore les affaires, il ne sait que ses codes, il « n'a jamais dépouillé un dossier, conduit une pro- « cédure, dressé une liquidation, rédigé un acte. »

Le corps de la magistrature ayant son recrutement assuré par en bas, deviendra un corps autonome ; la cour de cassation se recrutera parmi les conseillers des Cours d'appel des provinces [1] et chaque cour d'appel à son tour parmi les juges de paix de la région.

Quelque garantie que puisse offrir la justice rendue par des magistrats indépendants et éclairés, elle ne peut suffire encore pour satisfaire la conscience nationale ; il ne faut pas qu'un fâcheux esprit de corps couvre les méfaits individuels des magistrats eux-mêmes ; d'une manière générale, il ne faut point que les actes répréhensibles imputés à des serviteurs de l'Etat soient jugés par d'autres serviteurs de l'Etat. C'est la nation elle-même qui doit les juger.

Le Roi, chef de l'armée, représentant l'unité du pays, recours suprême contre tous les gaspillages administratifs et contre toutes les trahisons, *n'est lui-même* que la Société demandant justice.

Cette justice sera rendue par des agriculteurs résidants, recrutés par voie de tirage au sort dans toutes les régions et en nombre déterminé pour chaque région.

Un tribunal suprême, gardien de la moralité publique, jugeant sans appel, anonyme, irresponsable,

(1) Il n'y aura qu'une Cour d'appel par région.

éphémère [1], ne laissant au Roi lui-même représentant la Société que le droit de faire grâce, mais non celui d'absoudre, ne peut être composé que des représentants de la plus noble, de la plus utile, de la plus honnête des professions, et l'on peut ajouter de celle qui est la plus riche en bon sens.

« Le bon sens et les habitudes d'un peuple d'agri-« culteurs, dit Le Play, sont bien plus près des « plus hautes et des plus saines notions de la poli-« tique que tout l'esprit des oisifs de nos cités, quelles « que soient leurs connaissances dans les arts et dans « les sciences. »

Etablir un jury recruté parmi TOUS les électeurs de l'arrondisssement près les tribunaux de 1re instance, rendre le corps chargé d'exécuter les lois indépendant du pouvoir politique, créer un tribunal suprême de justice sociale composé uniquement D'AGRICULTEURS ; tels sont les points sur lesquels devra d'abord se porter l'attention du Conseil technique de justice [2] ; lorsqu'il les aura résolus, il n'aura plus à s'occuper que de son rôle essentiel ; celui de refondre progressivement notre législation de manière à la rendre à la fois plus simple et plus pratique.

Janvier 1899

(1) « Dans toute magistrature, il faut compenser la grandeur de sa puissance par la brièveté de sa durée. »

(MONTESQUIEU.)

(2) Nous rappelons que dans ce Conseil technique n'entreront que des agriculteurs, des industriels et des commerçants.

DE LA

# SÉPARATION DES ÉGLISES ET DE L'ÉTAT

---

La séparation des Eglises et de l'Etat ne deviendra possible que le jour où les Chambres centralisatrices de politiciens seront supprimées, que le jour où le pays sera divisé en Provinces autonomes.

Dans ces Provinces pourront s'organiser des corps sociaux vivant d'une vie propre, des associations d'intérêts similaires, et, parmi ces dernières, on pourra voir se former des associations religieuses, pourvoyant elles-mêmes à l'entretien de leurs différents cultes.

L'Etat centralisé, despote, est en principe hostile à tout esprit d'association ; il ne veut pas qu'un corps social quelconque s'interpose entre lui et les individus : c'est un automate ; il craint surtout des forces morales organisées ; il ne peut se trouver en sûreté qu'en les assujettissant ; il ne peut mieux les asservir qu'en les salariant ; c'est bien aussi le meilleur moyen de les déconsidérer.

Quel que soit le parti politique qui arrive au pouvoir dans un Etat centralisé, despote, comme l'Etat Français ; (en existe-t-il un semblable dans tout l'univers ?) ce parti tiendra asservies ces forces morales pour qu'elles l'aident de plus près à assurer sa domination, s'il les croit amies ; pour les garder captives, s'il les croit hostiles.

Aussi les politiciens des Chambres centralisatrices de cet Etat despote auront beau promettre la suppression du budget des cultes dans des réunions publiques : arrivés au pouvoir, jamais ils ne la réaliseront.

Le Concordat paraît toujours à des gouvernants une œuvre admirable et son auteur un merveilleux génie.

« Vous verrez, vous verrez, disait Bonaparte, quel parti je saurai tirer des prêtres et d'abord du Pape. »

« L'Eglise, aux yeux du Premier Consul (fait observer Taine), n'est qu'une police. A côté de la police répressive exercée par l'Etat, il doit exister une police préventive exercée par l'Eglise ; le Clergé est une gendarmerie de surcroît, spirituelle, en soutane, plus efficace que l'autre, temporelle, en bottes fortes ; et l'essentiel est de les faire marcher du même pas, de concert. »

« Un archevêque, c'est aussi un préfet de police », se plaisait à dire M. Pasquier, préfet de police sous le Premier Empire.

« Bonaparte, ajoute de Bonald, appelait « rétablir la religion », donner la Légion d'honneur aux évêques, des tableaux aux églises, des règlements aux marguilliers et des salaires aux curés. »

Dans le système du grand homme, les évêques sont chargés d'abaisser la valeur morale et intellectuelle des curés, comme les professeurs fonctionnaires dans les Facultés de médecine sont chargés d'abaisser la valeur morale et professionnelle des médecins praticiens.

Le professeur fonctionnaire qui fait une concurrence illicite aux médecins praticiens leur dit : « Surtout, pas de politique » ; l'évêque dit aux curés à l'époque de la retraite annuelle : « Surtout, pas d'affaires ! »

L'évêque est un officier qui commande à des soldats. Pauvre Evangile ! L'Evangile disait : « *Que le premier d'entre vous soit le serviteur des autres, comme le Fils de l'homme est venu pour servir et non pour être servi.* »

Quelle influence sociale peut exercer sur le public un clergé ainsi domestiqué ; il ne peut aborder aucun des problèmes économiques qui passionnent notre temps, les seuls qui pourraient faire revenir les hommes au pied de sa chaire ; il risquerait de perdre son pain.

« De petites exhortations morales, dit le cardinal « Bourret, des développement de rhétorique sans « idées substantielles, des paroles plus que de « la doctrine, voilà ce que l'on rencontre dans « beaucoup de prônes comme dans nos discours « d'apparat. A moins toutefois que, pour s'élever « et paraître savant, on ne se perde dans des

« considérations obscures que ne comprend guère « plus celui qui s'en sert que ceux qui l'écoutent. »

Bonaparte ne se contente pas de déconsidérer les curés en leur enlevant toute liberté de parler ; il ne faut pas que le traitement qu'ils reçoivent leur suffise pour vivre ; ils doivent le compléter par un casuel, en sorte que tout le zèle évangélique qu'ils pourront déployer pour avoir plus de fidèles paraîtra tout simplement une spéculation intelligente pour avoir plus de revenu. De tout temps, ce qui a fait le plus de mal à la religion, c'est la simonie du clergé: Bonaparte condamne le clergé Français à la simonie forcée.

Telle est l'œuvre que poursuit toujours sa belle institution du Concordat.

La cause de tout le mal étant bien connue, il devient facile d'en trouver le remède.

Il faut d'abord commencer par démolir cet Etat centralisé despote qui a faussé tous les ressorts de la vie nationale et qui rend notre infortuné pays d'autant plus désireux de faire des réformes qu'il est plus incapable de les réaliser.

Les petites patries étant constituées, il faut dénoncer le Concordat ; chacun sera libre d'entretenir le culte de son choix ; des associations chrétiennes, catholiques ou protestantes, ne tarderont pas à se former dans ce but spécial.

Demander à l'Etat qu'il rende au clergé une partie des biens qu'on lui a pris à la Révolution, serait peine perdue : L'Etat prend et ne rend jamais ; il est toujours sans le sou ; tout ce qu'il pourra faire, c'est de laisser pour une période de temps déterminée les fonds provenant du budget des cultes aux églises et aux temples qui ne seront pas classés parmi les monuments historiques ; ces fonds serviront de première masse d'entretien.

Cela fait, il semble que tout soit dit ; tout est dit en effet pour le culte protestant ; il n'en est pas de même pour le culte catholique.

La religion catholique n'est pas, comme l'a malheureusement cru Louis XIV, la *religion de l'Etat* ; qui dit religion d'Etat, dit religion privilégiée ; qui dit privilège d'Etat dit corruption ; la religion catholique n'est pas, comme on l'a dit encore, la religion de la majorité des Français, le mot n'a aucun sens précis, la religion catholique est la religion NATIONALE.

En Alsace, l'élément essentiel de la résistance à la Germanisation est l'élément catholique ; à Madagascar, au Liban, à Jérusalem, en Indo-Chine, qui dit catholique veut dire Français.

Puisque la religion catholique est la religion NATIONALE, il importe que l'Etat décentralisé veille au maintien de sa bonne renommée.

Cette tâche sera facile à remplir : il n'aura qu'à prendre exactement le contre-pied de ce que fit Napoléon Ier :

1° Il faut d'abord que les curés prennent la part la plus large possible à l'élection de leur évêque ;

Les départements diocésains actuellement existants seront maintenus ;

Les desservants des paroisses présenteront deux ou trois candidats pris parmi les curés de canton de leurs arrondissements respectifs ;

Les autres évêques de la province réduiront à trois le nombre des candidats, et c'est sur l'un de ces trois noms que le nonce du pape et le ministre des affaire étrangères devront finir par s'entendre.

2° En second lieu, non seulement il ne faut pas condamner le clergé à la simonie forcée, mais encore il faut prévenir toutes les causes qui pourraient le faire accuser de simonie volontaire.

« Nous voulons, disait Saint Louis, que la simo-
« nie, ce crime si pernicieux de l'Eglise, soit
« entièrement bannie de notre royaume. »

« Les catholiques, dit l'auteur anonyme d'un
« Mémoire intitulé : *Les catholiques Français, leurs*
« *bonnes œuvres et leur devoir d'Etat* [1], « doivent
« employer surtout à l'organisation d'un bon clergé
« le dévouement qu'ils disséminent trop souvent
« sur des œuvres mal conçues. »

**Les fonds des Sociétés Catholiques chargées de pourvoir aux frais du culte, à l'entretien du personnel ecclésiastique, ainsi qu'à l'éducation des néophytes, ne devra pas dépasser *un chiffre établi.***

(1) *Collection des brochures de propagande de la Société* Le Play.

« Les familles particulières, dit MONTESQUIEU, « peuvent s'augmenter ; il faut donc que leurs « biens puissent croître aussi ; le clergé est une « famille qui ne doit pas s'augmenter, les biens « doivent être bornés. »

Les inspecteurs des finances surveilleront ce fonds ; quand il y aura un excédent, il sera versé au gré des bienfaiteurs, à la masse d'entretien de l'Église paroissiale, à la caisse des divers syndicats professionnels de la région ou à celle des missions catholiques à l'étranger.

# RÉSUMÉ

DES

# PRINCIPES GÉNÉRAUX DE THÉRAPEUTIQUE SOCIALE

---

Lorsqu'on remonte aux causes du mal dont souffre notre Société, on voit qu'elles sont dues : 1° au fait de la création par Richelieu, en l'année 1635, de la centralisation administrative qui devait nécessairement traîner après elle l'irresponsabilité, l'indolence et la corruption ; 2° au fait qu'au XVIIIe siècle les Voltaire, les Diderot, les Condorcet, les Rousseau se rendirent coupables d'exercice illégal de la médecine sociale ; ces philosophes, on pouvait s'y attendre, ne virent dans la centralisation administrative qu'un moyen plus commode d'appliquer leurs conceptions d'idéologues, et celui qui remporta la palme fut un pauvre névropathe de Genève, Jean-Jacques Rousseau, l'inventeur d'une Société fondée sur la métaphysique d'un Contrat social d'où devait bientôt sortir cette quintessence que l'on appelle « les Droits de l'homme et du citoyen. »

En lisant ce *Contrat social* aussi profond dans les mots que superficiel dans les idées et que Rousseau lui-même, sur le soir de sa vie, dans un éclair de raison, regrettait d'avoir écrit, les avocats politiciens se grisent de sentences creuses ; à la Constituante, à l'Assemblée législative, à la Convention, ils s'en grisent tellement qu'ils en perdent la tête, d'abord au sens figuré, et puis, la plupart même, au sens propre du mot ; ce qui en reste au 18 brumaire an VIII, doit se sauver par les fenêtres d'une orangerie ; le moment était alors des plus favorables pour en faire perdre la graine ; ce n'était pas seulement un Parlement qu'il fallait faire sauter par les fenêtres, c'était le parlementarisme.

Le Chef du nouveau gouvernement a bien d'autres soucis ; grand homme de guerre mais étranger à notre race et à notre pays, pas métaphysicien du tout, il ne songe qu'à sauvegarder les intérêts des cosmopolites dont il est le plus illustre représentant ; à tout prix il faut rendre pratiques les conceptions chimériques du Genevois Rousseau, il substitue au parlement de bavards un parlement de muets, puis il élève une caserne administrative auprès de laquelle celle qu'avaient élevé Richelieu et après lui Louis XIV et Colbert n'était qu'une bicoque.

« Il n'y a que lui pour lui, a dit M^me^ de Staël. »

« Si demain on pouvait se dire, dit Joseph, voilà un ordre de choses établi et tranquille, voilà un successeur désigné, Bonaparte peut mourir, il n'y aura ni trouble ni innovation à craindre, mon frère ne se croirait plus en sûreté. »

Le ministre des finances, Gaudin, lui fait observer que l'empire deviendra ingouvernable après lui. « Si mon successeur est un imbécile, répond le grand homme, tant pis pour lui ». Oui, mais tant pis pour la France. »

Il faut rendre justice au grand capitaine, il a créé une organisation financière qui restera.

« A l'engloutissement total de toutes les volontés dans sa volonté, dit Taine, il assigne un terme dans son propre intérêt, bien entendu ; il n'admet pas que la puissance publique, au moins pour l'ordre civil et la pratique usuelle, soit illimitée, ni surtout arbitraire ; il faut à l'individu un domaine privé devant lequel la puissance publique montera la garde pour empêcher les autres particuliers d'y entrer ; qu'il continue à travailler, à produire, à économiser, ne fût-ce que pour être en état de payer l'impôt, qu'il continue à se marier, à enfanter, ne fut-ce que pour fournir à la conscription.

De l'argent pour acheter des boulets, des hommes pour en faire de la chair à canon, c'est ce que voulait, avant tout, Napoléon avec son système financier ; cela n'empêche pas ce système d'être excellent ; il faut seulement affecter l'argent et les hommes à de plus nobles emplois.

Toutes les autres créations du grand capitaine doivent être abolies, elles n'ont été faites que pour un seul homme, dans l'intérêt d'un seul homme.

Ce qui manquait surtout à Napoléon Ier, c'était le sens moral ; il ne s'est jamais fait illusion sur la portée de ses œuvres.

Nous avons rapporté ce qu'il disait à l'époque du Consulat, à Ermenonville, devant le tombeau de J.-J. Rousseau ; plus tard, il s'avise de demander un jour à M. de Ségur ce qu'on dira de lui après sa mort : comme celui-ci s'étendait sur les regrets unanimes : « Point du tout, répond l'empereur ; puis, avec un haut-le-corps significatif qui exprime bien le soulagement universel, il ajoute : on dira : Ouf. »

Et ouf, dirons-nous aujourd'hui de son Code civil, de son Concordat, de son Université, de son Administration qui font de nous des Romains du bas Empire.

Les lettrés de l'heure présente, c'est une justice à leur rendre, ont reconnu, sur bien des points, les vices du système Napoléonien, mais ils ne nous ont donné encore que des critiques de détail et ils ne nous ont indiqué aucun remède ; même réunis en consultation, ils ne proposent rien.

Ils craignent, disent-ils, de froisser les hommes de parti ; les hommes de parti sont des esprits superficiels qui se querellent pour savoir quelle est l'étiquette dont il faut orner la machine gouvernementale de Napoléon Ier ; qu'importe l'étiquette ! Avant tout, c'est la machine elle-même qu'il faut changer, et pour la changer il faut faire appel aux données de la *biologie sociale*.

Dans une commune, tout le monde se connaît, tout le monde peut prendre part à la manœuvre, le gouvernement sera, au vrai sens du mot, démocratique.

Dans une province les rouages sont déjà plus compliqués ; le gouvernement doit être confié à une élite, à une aristocratie ; il n'y a plus, dit-on, d'aristocratie en France, c'est une erreur ; ils reste toujours l'aristocratie des professions, de celles qui produisent la richesse publique et qui font vivre les autres ; il reste l'aristocratie des agriculteurs, des industriels et des commerçants, des hommes essentiellement pratiques.

La France est un pays de 38 millions d'habitants, comprenant un certain nombre de province ; les rouages sont plus compliqués encore ; cette fois, il doit y avoir un pouvoir central.

Il faut d'abord que dans ce pouvoir central il existe une *conscience nationale fixe et ferme* qui serve de lien commun aux provinces, qui commande à l'armée, qui rende la justice.

« Une conscience nationale, dit Renan, n'est fixe et ferme que quand elle a contracté un mariage indissoluble avec une famille qui s'engage par le contrat à n'avoir aucun intérêt distinct de celui de la nation. »

L'hérédité de la suprême magistrature, Napoléon Ier lui-même l'a reconnu, met le peuple à l'abri des complots de l'ennemi et des agitations qui naîtraient d'ambitions rivales. Comment le grand homme conciliait-il cette idée avec la centralisation administrative qui rend le souverain responsable de toutes les fautes que la bureaucratie peut commettre, il a malheureusement oublié de nous le dire.

Dans un pays décentralisé, le Souverain a trois missions à remplir clairement définies ; il est le représentant de l'Unité du pays ; il est le chef de l'armée, il met en œuvre la justice sociale ; les responsabilités ministérielles deviennent des réalités.

A part le ministre de la guerre et le ministre de la marine qui sont responsables devant le Roi comme des officiers devant leur supérieur, les autres ministres ne peuvent être poursuivis devant le tribunal suprême, dont j'ai parlé précédemment, que s'ils ont sacrifié les intérêts de la patrie à leurs intérêts personnels ; mais s'*ils n'ont imprimé* une direction funeste aux intérêts généraux du pays qu'en se conformant aux vœux de leurs conseils techniques, tant pis pour le pays ; il aurait dû être mieux avisé dans le choix de ses mandataires : les leçons que l'on apprend à ses dépens sont toujours celles qui profitent le plus.

Il faut, à tout prix, que le pays prennent sa part de responsabilité dans la direction des affaires publiques ; seulement, pour que l'expérience ne soit pas désastreuse, il faut qu'elle soit faite d'abord au *pouvoir central* et par des hommes pratiques, surtout par des agriculteurs, des industriels et des commerçants ; il faudra peut-être plus de cinquante ans pour que le pays recouvre ses franchises communales [1] ; il serait très dangereux de chercher à rétablir de suite la circulation capillaire ; il faut laisser le temps aux citoyens de faire leur éducation économique et sociale. Mais une forte organisation provinciale, une juste répartition des responsabilités dans le pouvoir central marqueront déjà un réveil très marqué du vieil esprit francais.

« J'aime assez, je l'avoue, dit de Bonald, ce mélange de sentiments d'indépendance républicaine et de principes d'obéissance et de fidélité monarchiques ; c'est là, si l'on n'y prend garde, ce qui constituait l'esprit français et ce qui fait l'homme fort dans une société forte. »

Dans la société nouvelle, les lettrés n'auront pas à prendre part à la direction des affaires publiques ; les missions qu'ils auront à remplir n'en sont pas moins belles et dignes de mériter toute la sollicitude de leurs cœurs de patriotes.

Il faut *d'abord* qu'ils livrent le bon combat pour la suppression des concours dans le domaine des professions libérales ; les concours y créent des castes qui étouffent la liberté scientifique et l'esprit d'association ; *sur ce point, nos mœurs doivent être complètement réformées ;* si la science expérimentale, la science d'observation, doit conduire la société nouvelle, il faut au moins qu'elle soit libre.

(1) J'ai déjà dit que Paris était trop grand pour être assimilé à une commune.

« La France, dit Le Play, n'est guère portée vers la liberté civile et politique, elle apprécie peu la liberté de penser et d'écrire. »

« Le système des examens et des concours, a dit E. Renan, il y a plus de trente ans déjà, n'a été appliqué en grand qu'en Chine : il a produit une stérilité générale et incurable. Nous sommes allés nous-mêmes assez loin dans ce sens et ce n'est pas une des moindres causes de notre décadence. »

« On pouvait constater, dès 1808, dit Taine, la décadence de la pédagogie et prédire sa fin prochaine. Ni les parents, ni les maîtres, ni les jeunes gens ne s'en soucient; hors du système dans lequel ils vivent, ils n'imaginent rien. »

La libre recherche conduit aux inventions et les inventions aident au relèvement de la fortune publique.

La *seconde* tâche qu'auront à remplir les lettrés sera de nous donner une histoire nationale.

« La vraie histoire nationale, dit Augustin Thierry, celle qui mériterait de devenir populaire, est encore ensevelie dans la poussière des chroniques contemporaines. »

« Il faut revenir aux sources originales dont les historiens en faveur depuis le commencement du XVIII<sup>e</sup> siècle, se sont de plus en plus écartés. »

« Dans ces récits vaguement pompeux où un petit nombre de personnages privilégiés occupent, seuls, la scène historique et où la masse entière de la nation disparaît derrière les manteaux de cour, nous ne ne trouvons ni une instruction grave, ni des leçons qui s'adressent à nous, ni cet intérêt de sympathie qui attache, en général, les hommes aux sort de qui leur ressemble. »

On comprend combien de telles études seraient pleines d'attrait pour le monde du travail producteur de la richesse publique et tout particulièrement pour les jeunes ouvriers des villes et des campagnes.

Mais ce qu'il conviendra surtout de faire à leur intention, ce seront de petites histoires populaires où l'on fera revivre ces belles légendes, qui, en dépit de tout le mépris que des esprits légers ont versé inconsidérement sur le passé de notre patrie, n'ont pas encore été effacées du cœur du peuple ; je veux parler surtout de la légende de Saint Louis rendant la justice sous un chêne à Vincennes ; de la légende d'Henri IV, du roi de la poule au pot, du roi par excellence des agriculteurs, des industriels et des commerçants, enfin et surtout de cette légende de Jeanne d'Arc, légende unique, on peut dire, dans l'histoire des nations, de cette légende de Jeanne d'Arc, la libératrice du territoire.

Justice, bien-être social dans une patrie prospère, heureuse d'avoir retrouvé tous ses enfants, c'est tout ce que demande l'enfant du pauvre comme l'enfant du riche ; nous voudrions voir revivre ces légendes en tous lieux par la plume et la parole, par le théâtre et la chanson ; mais tout cela ne nous suffit pas encore ; nous voudrions voir au Carrousel la bonne Lorraine « boutant dehors » le Dieu de l'Olympe du monde des chéquarts et des panamistes ; nous voudrions voir Pasteur près du Panthéon prenant la place du Genevois Rousseau ; le plus grand Français du XIXe siècle « boutant dehors » le cosmopolitisme.

Voilà bien des sujets d'études qui nous font espérer qu'il y aura encore de beaux jours dans notre pays pour les poètes et pour les historiens, pour les arts et pour les sciences.

De tous les généreux efforts que pourront faire les Français transformés en Romains du bas empire pour retrouver leur génie national si profondément altéré par la centralisation administrative, et par la *perte même du goût de la liberté scientifique*, le plus utile sera certainement de mettre au Panthéon la statue de Pasteur à la place de celle de Rousseau ; ce ne sera pas là seulement marquer une conquête de l'esprit français sur l'esprit de cosmopolitisme, ce sera assurer le triomphe de la médecine sociale sur la métaphysique, cette vaine science des grands mots et des formules creuses. Dans une société malade, la profession dirigeante devient nécessairement celle du médecin, et l'autorité sociale du médecin indépendant, on l'a vu dans un autre chapitre, est la seule qui reste encore debout dans l'Etat Français centralisé.

---

# AUX MÉDECINS

Je voulus, au mois d'octobre dernier, faire du chapitre VI (De l'autorité sociale du médecin) l'objet d'une communication au Conseil d'Administration du Syndicat des Médecins de la Seine. Le Conseil d'Administration me remercia de l'avoir faite, mais il ne l'a pas publiée dans le bulletin de l'Association. Le Conseil n'a *pas voulu la porter à la connaissance des médecins de Paris et des syndicats médicaux de province.*

« L'imprimerie, a dit Napoléon I^er^, est un arsenal qu'il ne faut pas mettre à la portée de tout le monde ; il importe beaucoup que ceux-là seuls puissent imprimer qui ont la confiance du gouvernement. »

Le Conseil d'Administration du Syndicat des médecins de la Seine, en accomplissant cet acte de pur arbitraire, a cherché à s'attirer les bonnes grâces de l'Université domestiquée de Napoléon, la digne fille d'un tel père.

Heureusement, il restait encore la ressource d'imprimer et de répandre ses idées à ses propres frais, et j'ai usé de la liberté grande ; ce n'était pas, au reste, la première fois ; les imprimeurs ne sont plus, heureusement, soumis aux trop fameux règlements du 5 février 1810.

Mais, dira-t-on, ce Conseil d'Administration a été élu par les médecins eux-mêmes ; en effet, il a été élu par 74 membres sur 700 médecins syndiqués ; les autres ne vinrent pas prendre part au scrutin et aux 74 membres présents, cette idée si simple ne vint pas que dans une Association quelconque, il ne faut jamais faire représenter les intérêts de ceux qui sont libres par ceux qui ne le sont pas ; il est, à coup sûr, plus rationnel de faire représenter les intérêts de ceux qui ne sont pas libres par ceux qui le sont ; on ne syndique jamais des intérêts opposés.

Il est évident qu'avant de songer à défendre les intérêts de la Société tout entière, le médecin doit d'abord apprendre à défendre les siens propres ; espérons qu'avant longtemps on verra se former des associations composées uniquement de médecins absolument indépendants, n'émargeant à aucun budget, où l'on pourra librement aborder tous les problèmes qui intéressen le relèvement matériel, scientifique et moral de la profession médicale d'abord et de toutes les autres professions ensuite ; c'est en exprimant ce vœu que je désirais terminer ces études de médecine sociale.

Mars 1899.

FIN

# TABLE DES MATIÈRES





PARIS, IMP. A. QUELQUEJEU, RUE GERBERT, 10.

PARIS
IMPRIMERIE A. QUELQUEJEU
10, Rue Gerbert

www.ingramcontent.com/pod-product-compliance
Lightning Source LLC
LaVergne TN
LVHW020415230826
846091LV00004B/1294

* 9 7 8 2 0 1 9 6 4 9 2 9 6 *